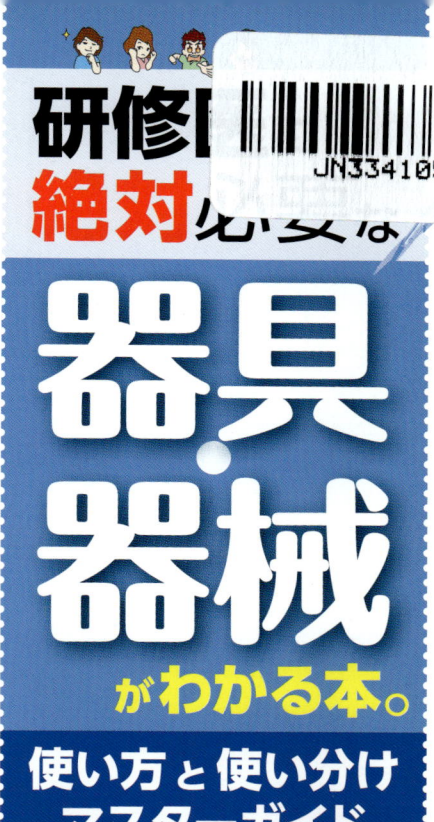

研修医絶対必要な
器具・器械
がわかる本。
使い方と使い分けマスターガイド

編集
野村 悠，田中 拓，箕輪良行

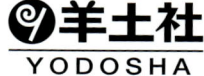
羊土社
YODOSHA

謹告

　本書に記載されている診断法・治療法に関しては，発行時点における最新の情報に基づき，正確を期するよう，執筆者，監修・編者ならびに出版社はそれぞれ最善の努力を払っております．しかし，医学，医療の進歩により，記載された内容が正確かつ完全ではなくなる場合もございます．

　したがって，実際の診断・治療の際，熟知していない医薬品の使用，検査の実施および判読にあたっては，まず医薬品添付文書や機器および試薬の説明書で確認され，また診療技術に関しては十分考慮されたうえで，常に細心の注意を払われるようお願いいたします．

　本書記載の診断法・治療法・医薬品・検査法・疾患への適応などが，その後の医学研究ならびに医療の進歩により本書発行後に変更された場合，その診断法・治療法・医薬品・検査法・疾患への適応などに伴う不測の事故に対して，著者，編者ならびに出版社はその責を負いかねますのでご了承ください．

序

　臨床研修制度が変更されて10年以上が経過した．筆者と比べると，現在の若手医師たちのプライマリ・ケアに関する知識や技術は高く，筆者の施設では彼らが大活躍してくれている．一方，研修内容が広く浅い範囲であることや，指導の中心が専門医であったことから，知識や技術，使用する器具の概念や名称が必ずしも標準化されていたとは限らない．必修化される前の臨床研修制度の時代に外科的手技の訓練を受けた筆者も，小外科のちょっとした道具類のわずかな違いを理解できずに，診療所勤務のころに独り悩みながら処置を行った．

　本書ではプライマリ・ケアやERで汎用される小外科道具の使い分けの整理を第一の目的とし，加えて蘇生治療（ICLSの範囲）で使用される道具，看護師さんたちと協働して使用する道具を取り上げ，名称や類似器具の使い分けにあたっての考え方を整理した．対象読者は，研修医や医学生，入職したての看護師やメディカルスタッフ，消防職員などを想定している．目の前の道具の使い方がわからないとき，指導者に言われて何の道具かわからないときなどにご活用いただきたい．

　なお，本書の執筆はこれから日本の医療の中心を担っていくような若手中堅スタッフに依頼した．初めて執筆を経験した筆者も多く，内容にご満足いただけない読者もおられるかもしれないが，今後の医療の発展をめざした試みとご理解いただき，ご容赦願いたい．

　本書の内容は今までにない視点で道具を整理しており標準化が難しい分野だが，文献や歴史を紐解きながらなるべく一般化したつもりである．過不足や編者の誤解などお気づきの点があればぜひご指摘いただき，本書のさらなる発展へご協力をお願いしたい．

　最後に，本書作成にあたり，資料の少ないなか奮闘しながら執筆してくれた仲間たち，本書作成の機会をくださった箕輪良行先生と羊土社の嶋田達哉さん，遅れる校正を気長に待ってくださった羊土社の林 理香さんに深謝いたします．

2015年8月

編者を代表して
野村　悠

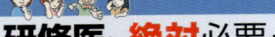
研修医に絶対必要な器具・器械がわかる本。
使い方と使い分けマスターガイド

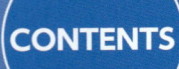

序 .... 野村 悠

本書の使い方・本文の構成例 10

第1章 蘇生に使用する器具

❶ 気道・呼吸管理

1 人工呼吸用デバイス .... 宮道亮輔 14
- 器具名 ❶バッグ・バルブ・マスク，❷ジャクソン・リース回路
- ● どう使い分ける？

2 酸素投与 .... 中村由貴子 17
- 器具名 ❶-1)鼻カニュラ（リザーバーなし），❶-2)鼻カニュラ（リザーバーあり），❷簡易酸素マスク，❸リザーバー付きマスク
- ● どう使い分ける？
- MEMO ベンチュリーマスク .... 田中 拓 22
- Advance 酸素ボンベについて .... 田中 拓 23

3 エアウェイ .... 八田和彦 25
- 器具名 ❶口咽頭エアウェイ（経口エアウェイ），❷鼻咽頭エアウェイ（経鼻エアウェイ）
- ● どう使い分ける？／まとめ

4 異物除去 .... 八田和彦 30
- 器具名 マギール鉗子
- ● 異物除去の器具の使い分け

5 気管挿管 .... 楳川紗理 33
- 器具名 ❶喉頭鏡，❷気管チューブ，❸スタイレット
- ● どう使い分ける？
- Advance DAM（difficult airway management）物品

4　研修医に絶対必要な器具・器械がわかる本。

❷ 循環管理

1 モニター ……………………………………………………… 野村 悠　40
器具名 ❶心電図モニター，❷パルスオキシメーター，❸カプノメーター，❹オールインワンモニター
- MEMO　モニタリングの目的
- モニター機器の選択

2 除細動器 ……………………………………………………… 佐藤香菜子　49
器具名 ❶自動体外式除細動器（AED），❷手動式除細動器
- MEMO　手動式除細動器の各種モード
- AEDと除細動器の各モードの比較／通電方法の種類／単相性と二相性って？

3 骨髄針 ……………………………………………………… 野村 悠　56
器具名 ❶用手式骨髄針，❷半自動式骨髄針，❸電動式骨髄針
- どう使い分ける？／まとめ
- MEMO　骨髄穿刺針がない場合

第2章　輸液に使用する器具

❶ 末梢ルート

1 輸液セット ……………………………………………………… 鈴木（石橋）麻帆　60
分類 ❶輸液セットの選択（点滴筒の選択），❷接続部による違い，❸ポンプが必要な場合
- MEMO　ロック式＝耐圧チューブという誤解（同じものではない!!）
- 輸液セットの選択／輸液セットの作り方
- Advance　急速輸液・輸血装置 ……………………………… 野村 悠　67

2 輸血セット ……………………………………………………… 木幡 薫　68
分類 ❶フィルターの種類と選び方，❷加温器
- ルート接続時の注意点／加温の必要性

❷ 中心静脈ルート

中心静脈カテーテル ……………………………………………………… 内藤貴基　71
器具名 ❶非トンネル型中心静脈カテーテル（CVC），❷末梢挿入型中心静脈カテーテル（PICC）
- MEMO　グローション®カテーテルとは
- CVCかPICCか
- Advance　プリセップCVオキシメトリーカテーテルについて
- Advance　輸液フィルターについて

❸ 動脈ライン

動脈圧ライン ……………………………………………………… 河東（金子）あゆみ　79
- 動脈圧ライン作成用の器具／ルートの作り方／まとめ
- Advance　循環管理モニター ……………………………… 楳川紗理　83

第3章　小外科で使用する器具

❶つまむ道具

鑷子（ピンセット）　　　　　　　　　　　　　　　　伊藤弘昭　86
器具名 ❶有鈎鑷子，❷無鈎鑷子，❸アドソン鑷子，❹ダイヤモンド鑷子，❺異物鑷子
- どう使い分ける？

❷はさむ道具

鉗子　　　　　　　　　　　　　　　　　　　　　　　三箇山 洋　91
器具名 ❶ペアン鉗子，❷コッヘル鉗子，❸剥離鉗子（ケリー）
- どう使い分ける？

❸切る道具

1 メス　　　　　　　　　　　　　　　　　　　　　　天神和美　95
器具名 ❶円刃，❷尖刃，❸電気メス
- 「切る」道具の使い分け／刃の種類

2 剪刃（はさみ）　　　　　　　　　　　　　　　　　吉田有徳　100
器具名 ❶直剪刃，❷Cooper剪刃，❸Mayo剪刃，❹Metzenbaum剪刃，❺眼科用剪刃
  - ★MEMO　切離と剥離
- どう使い分ける？
- 鑷子・鉗子・メス・剪刃の使い分け一覧表　　　　　　野村　悠　105

❹縫う道具

1 針類とテープ　　　　　　　　　　　　　　　　　　岸　龍一　106
分類 ❶針-1）針尖の違いによる分類，❶針-2）針穴の違いによる分類，❷留め具（ステープラ）と外科テープ
- どう使い分ける？

2 持針器　　　　　　　　　　　　　　　　　　　　　岸　龍一　110
器具名 マチュー型持針器，ヘガール型持針器
- どう使い分ける？

3 縫合糸　　　　　　　　　　　　　　　　　鈴木龍児，北川昌洋　112
分類 ❶絹糸，❷ナイロン，❸バイクリル® など，❹PDS® など
- 縫合糸の特性ごとの原則／縫合糸の使い分け

❺その他の道具

1 覆う：創傷被覆材　　　　　　　　　　　　　　　　野村　悠　117
器具名 ❶ポリウレタンフィルム，❷ハイドロコロイド，❸ポリウレタンフォーム，❹アルギン酸塩
- ココに注目！／被覆材使い分け一覧

CONTENTS

2 止血する ... 西山幸子 122
- 分類 ❶電気凝固，❷止血薬（硝酸銀）
- どう使い分ける？

3 その他 ... 西山幸子 125
- 器具名 ❶見えやすくする道具：扁平鉤，❷さぐる道具：ゾンデ（消息子）
- 使用上の注意点

第4章 汎用器具

～一人でも揃えたい普段使いの道具，看護師さんとの助け合い道具～

❶針

1 注射針 ... 中尾裕美子 127
- 器具名 ❶注射針（短針），❷カテラン針（長針），❸翼状針，❹真空管採血
- MEMO 針先の角度について
- 用途別選択方法／カラーコード表
- Advance その他の針 ①小児ランセット／②ブリックテスト

2 留置針 ... 佐々木 彰 133
- 器具名 ❶留置針（短針タイプ），❷留置針（長針タイプ）
- 留置針の使い分け／留置時のよくある失敗例

3 穿刺針 ... 青木信也 138
- 器具名 ❶腰椎穿刺針，❷骨髄穿刺針
- 針の選択／使用方法

❷シリンジ（注射器，注射筒）

1 シリンジ（ルアーチップ） ... 小松恵美子 141
- 分類 ❶シリンジのサイズ（容量），❷筒先の形状（ロックの有無）
- どう使い分ける？

2 カテーテルチップシリンジ（非血管接続用シリンジ） ... 小松恵美子 145
- 分類 ❶シリンジのサイズ（容量），❷筒先の形状
- ルアーチップとの違い

3 特殊シリンジ ... 返田亜友美 148
- 器具名 ❶動脈血採血用シリンジ（血液ガス測定用採血キット），❷微量シリンジ-1）皮内注射，❸微量シリンジ-2）インスリン用
- 血ガスキットの使い分け
- MEMO 黒いフタの使い方

❸検体採取用具

1 採血管 ... 藤 由紀子 154
- 器具名 ❶真空採血管，❷血液培養ボトル
- Advance その他の採血管

2 綿棒 — 奥　真奈美　159
器具名 ①細菌検査用綿棒（培地入り滅菌綿棒），②抗原検査用綿棒
- 救急外来で汎用される抗原検査

3 各種容器 — 奥　真奈美　163
器具名 ①スピッツ（試験管），②滅菌喀痰採取容器，③滅菌カップ
- 採取方法／救急外来で汎用される抗原検査
- Advance　その他の容器

④ 検査器具

1 血液迅速検査 — 竹内廣美　167
器具名 ①心筋マーカー迅速キット，②簡易式血糖測定器，③ポータブル血液分析器

2 尿検査 — 佐藤香菜子　170
器具名 ①尿検査用試験紙，②尿中乱用薬物スクリーニング，③尿中抗原検出法
- 検査キットの使い分け

⑤ カテーテル

1 非留置用カテーテル — 齋藤莉絵香　174
器具名 ①開放式吸引カテーテル，②閉鎖式吸引カテーテル，③間欠的導尿カテーテル
- どう使い分ける？

2 留置用カテーテル — 宮沢ゆい　180
器具名 ①持続的導尿カテーテル，②直腸バルーンカテーテル，③肛門内留置型排便管理システム
- 尿道カテーテルの使い分け
- Advance　精密尿量測定用蓄尿バッグ／膀胱温モニターカテーテル

3 治療用カテーテル — 小谷倫子　188
器具名 ①経鼻経腸チューブ（胃管，十二指腸管），②イレウス管，③S-Bチューブ
- MEMO　フィーディング／肛門挿入型
- 臨床的観点からの使い分け

⑥ 処置具

1 消毒 — 青木信也　197
器具名 ①ポビドンヨード10％，②消毒用エタノール，③クロルヘキシジン（ヘキシジン），④その他
- 効果的な消毒をするために

2 浣腸 — 高城友之　201
器具名 ①ディスポーザブル浣腸，②高圧浣腸
- まとめ

3 包帯 ··· 馬場雅樹 205
分類 ❶綿包帯，❷伸縮包帯，❸弾性包帯
● どう使い分ける？／使用上の注意

4 テープ類 ··· 永田賢司 209
器具名 ❶不織布テープ，❷低刺激性テープ，
❸アセテートクロスサージカルテープ，
❹-1)弾性テープ（キノプレス®），❹-2)弾性テープ（エラストポア™）
● どう使い分ける？

5 骨折固定 ··· 吉田篤弘 214
器具名 ❶副子，❷シーネ／ギプスシーネ（スプリント），❸ギプス（キャスト），
❹固定帯，❺頸椎装具，❻ギプス関連物品
● どう使い分ける？／まとめ

6 インスリン注入器 ··· 佐々木 彰 223
器具名 ❶カートリッジ使用型（ペン型注入器），❷プレフィルド型，
❸バイアル型インスリン製剤（ヒトインスリン注射液）
● 実際の使用
MEMO 持続皮下インスリン注入療法（CSII）

7 胸腔穿刺器具 ··· 田北無門 228
器具名 ❶太い留置針，❷-1)胸腔ドレーン（トロッカーカテーテル），
❷-2)胸腔ドレーン（トロッカーアスピレーションキット）
● どう使い分ける？／MEMO

索引 233

[表紙写真（上から）]
・バッグ・バルブ・マスク（製品名：アンブ蘇生バッグ マークⅣ／写真提供：アイ・エム・アイ株式会社／本文15ページ参照）
・オールインワンモニター（製品名：IntelliVue MP2／写真提供：株式会社フィリップス エレクトロニクス ジャパン／本文47ページ参照）
・異物除去鑷子（写真提供：株式会社プロミクロス／本文88ページ参照）
・異物鑷子（製品名：ルーチェピンセット／写真提供：株式会社ミネシマ／本文88ページ参照）
・骨髄穿刺（本文59ページ図2参照）

本書の使い方

本書で取り扱っている器具は，
第1章-蘇生処置（気道・呼吸・循環管理）で使用する器具，
第2章-輸液（末梢ルート・中心静脈ルート・動脈ライン）で使用する器具，
第3章-小外科でよく使用する器具（メス・鉗子など），
第4章-看護師さんのかわりに頻繁に準備したり取り扱う必要のある汎用器具（針・注射器など）
の全4章です．
各章のどの器具も，救急診療やプライマリ・ケアの現場で頻用されており，臨床研修にあたってきちんと理解しておきたい器具ばかりです．
本書を使って，これらの器具をいつ・何のために使うのか，また，似たような器具をどのように使い分けたらよいのかについて，チェックしておきましょう．
各章の本文は，次ページのような構成になっています．

※本書に掲載されている器具の写真につきまして：
写真の説明文は，原則として，器具名・商品名・メーカー名の順に表記されています．
なお，【製】は商品名を表しています．

注：本書に掲載されている器具については，外観，商品名，メーカー名などが予告なく変更される可能性や，予告なく販売中止になる可能性があります．最新の情報は各メーカーのHPなどをご確認ください．

本文の構成例

用途
器具の用途を概説しています

➡ 器具の種類などについて簡潔に分類しています．

❶ 器具名
各器具ごとに，名称／特徴／適応／使用方法／使用時の注意点などを，わかりやすく表にまとめました．

どう使い分ける？

同じ用途で複数の器具がある場合の使い分けについて簡潔にまとめました．また，使い分けのほかに，研修医が知っておくべき重要な内容を解説している場合もあります．

 MEMO

> 本文の記述の補足や，知っておくと役に立つワンポイントです．

 Advance

> 器具名の表にて紹介しきれなかったその他の器具について解説しています．こちらの器具もぜひ押さえておきましょう．

11

執筆者一覧

■ 編者

野村　悠	聖マリアンナ医科大学横浜市西部病院救命救急センター
田中　拓	川崎市立多摩病院救急災害医療センター
箕輪良行	JCHO東京高輪病院総合診療研修顧問

■ 執筆者 (掲載順)

野村　悠	聖マリアンナ医科大学横浜市西部病院救命救急センター
宮道亮輔	聖路加国際病院救急部・救命救急センター／医療法人あいハンディクリニック
中村由貴子	川崎市立多摩病院救急災害医療センター
田中　拓	川崎市立多摩病院救急災害医療センター
八田和彦	高島市消防本部
楳川紗理	University of Hawai'i Internal Medicine
佐藤香菜子	横須賀市立うわまち病院救急総合診療部
鈴木(石橋)麻帆	聖マリアンナ医科大学横浜市西部病院
木幡　薫	聖マリアンナ医科大学横浜市西部病院救命救急センター
内藤貴基	東京ベイ・浦安市川医療センター集中治療科
河東(金子)あゆみ	聖マリアンナ医科大学病院救命救急センター
伊藤弘昭	裾野赤十字病院外科
三箇山　洋	秦野赤十字病院外科
天神和美	聖マリアンナ医科大学東横病院消化器病センター
吉田有徳	聖マリアンナ医科大学横浜市西部病院一般・消化器外科
岸　龍一	島田総合病院外科
鈴木龍児	市立福知山市民病院地域救命救急センター
北川昌洋	市立福知山市民病院地域救命救急センター
西山幸子	国立極地研究所南極観測センター（前・聖マリアンナ医科大学救急医学）
中尾裕美子	川崎市立多摩病院腎センター
佐々木　彰	福島県立医科大学臨床研究イノベーションセンター
青木信也	松前町立松前病院内科
小松恵美子	聖マリアンナ医科大学横浜市西部病院救命救急センター
返田亜友美	聖マリアンナ医科大学横浜市西部病院救命救急センター
藤　由紀子	聖マリアンナ医科大学病院救命救急センター
奥　真奈美	草津総合病院診療技術部検査科
竹内廣美	川崎市立多摩病院看護部
齋藤莉絵香	聖マリアンナ医科大学病院救命救急センター
宮沢ゆい	聖マリアンナ医科大学横浜市西部病院救命救急センター
小谷倫子	聖隷浜松病院産科婦人科
高城友之	聖マリアンナ医科大学病院救命救急センター
馬場雅樹	川崎市立多摩病院救急災害医療センター
永田賢司	聖マリアンナ医科大学病院救命救急センター
吉田篤弘	聖マリアンナ医科大学スポーツ医学講座
田北無門	聖マリアンナ医科大学横浜市西部病院救命救急センター

研修医に絶対必要な器具・器械がわかる本。

使い方と使い分けマスターガイド

第1章 蘇生に使用する器具

❶ 気道・呼吸管理

1 人工呼吸用デバイス

> **用途**
>
> **強制換気や補助換気の際に用いる器具**

⮕ バッグの膨らみ方の違う以下の2種類が主に用いられる．
❶ バッグ・バルブ・マスク（BVM）
❷ ジャクソン・リース回路
それぞれのメリット・デメリットを踏まえて使用することが大切である．

1 バッグ・バルブ・マスク

名 称	バッグ・バルブ・マスク（bag valve mask：BVM）(Ⓐ, Ⓑ)
構 造	自己膨張式バッグ，一方向弁（バルブ），マスク，リザーバーバッグ（図1）
特 徴	・酸素なしでも膨らむ**自己膨張式バッグ**を使用した器具 ・酸素濃度はリザーバーバッグなしだと45％程度，リザーバーバッグが膨張した状態だと100％近い ・PEEP（positive end-expiratory pressure：呼吸終末陽圧）をかけることは困難 ・患者の自発呼吸を感じづらい ・子供の吸気努力では一方向弁を開くことは困難なため，小児の補助換気には使いづらい
使用方法	マスクを顔に当て，バッグをもんで換気を行う
備 考	Ambu社の製品が知られているため「アンビューバッグ」と呼ばれることもある

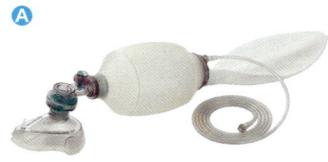

Ⓐ バッグ・バルブ・マスク
【製】MMI 人工蘇生器 NVY セット
(写真提供：村中医療器株式会社)

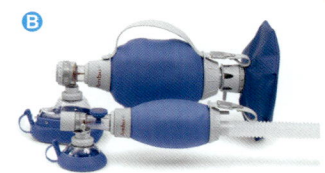

Ⓑ バッグ・バルブ・マスク
【製】アンブ蘇生バッグ マークⅣ
(写真提供：アイ・エム・アイ株式会社)

図1

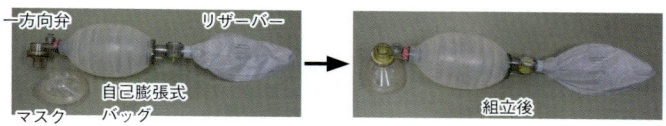

2 ジャクソン・リース回路

名　称	ジャクソン・リース回路（Jackson Rees 回路）Ⓒ
構　造	流量膨張式バッグ，マスク，蛇管，流量調節弁（図2）
特　徴	・酸素源がないとバッグが膨らまない**流量膨張式バッグ**を使用した器具 ・10 L/分以上の酸素流量で100％近い酸素が投与可能 ・PEEPをかけて肺の虚脱を防ぐ換気が可能 ・患者の自発呼吸や肺のコンプライアンスを感じやすい ・呼気がバッグ内に戻るため，酸素流量が少ないと呼気を再呼吸する
使用方法	マスクを顔に当て，バッグをもんで換気を行う
備　考	扱いに習熟が必要

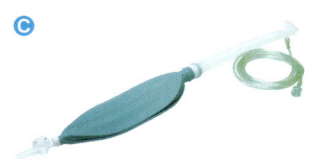

Ⓒ 【製】tkb CritiCare ジャクソンリース回路
(写真提供：株式会社東機貿)

15

図2

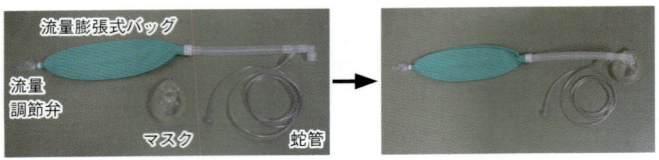

流量膨張式バッグ / 流量調節弁 / マスク / 蛇管

どう使い分ける？

表　バッグ・バルブ・マスクとジャクソン・リース回路の特徴の違い

	バッグ・バルブ・マスク	ジャクソン・リース回路
バッグの種類	自己膨張式バッグ	流量膨張式バッグ
酸素の必要性	なくても使用可 →蘇生現場で使用しやすい	ないと使用できない
自発呼吸	感じづらい	感じやすい →補助換気しやすい
PEEP	かけづらい	かけやすい →肺の虚脱を防ぐ
扱いやすさ	比較的容易 →万人に受け入れられやすい	訓練が必要

● バッグ・バルブ・マスク（BVM）の特徴

自己膨張式バッグを採用していて酸素なしでもバッグが膨らむため，蘇生現場では使用しやすい．使用時にはリザーバーバッグの装着や膨らみを確認することが重要である．患者が一方向弁を開けるためには吸気努力が必要なこと，バッグを持っていても自発呼吸を感じづらいことから，補助呼吸を行うことは困難である．

● ジャクソン・リース回路の特徴

流量膨張式バッグを採用しているため酸素が供給されないとバッグが膨らまず使用できない．その一方で，PEEP（positive end-expiratory pressure：呼吸終末陽圧）をかけ，肺の虚脱を防ぐことができるし，患者の自発呼吸や肺のコンプライアンスを感じやすい．その分扱いには習熟が必要である．

文献

1）「救急蘇生法の指針2010医療従事者用 改訂4版」（日本救急医療財団心肺蘇生法委員会/監），p110，へるす出版，2012

（宮道亮輔）

第1章 蘇生に使用する器具　① 気道・呼吸管理

2 酸素投与

用途

脳や心臓などの組織に必要な酸素を供給するための治療手段

↳ 酸素供給装置には低流量システムと高流量システム（22ページMEMO参照）がある．
以下，低流量システム各種について解説する．

①-1) 鼻カニュラ（リザーバーなし）

名　称	鼻カニュラ（）
特　徴	鼻咽頭と口腔咽頭をリザーバーとして酸素を供給する
使用方法	・両鼻腔から酸素を投与する ・酸素ガスによる鼻粘膜の乾燥を生じるため酸素流量は6 L/分以下にする
備　考	・口呼吸の患者には不向き ・換気量が多い患者では高濃度の酸素は投与できない

Ⓐ　　乳幼児用　　　　　　　　　成人用

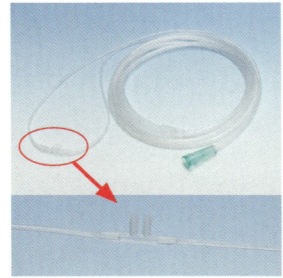
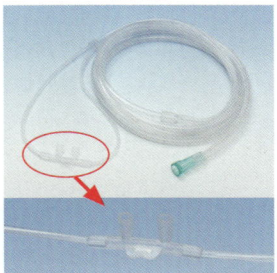

鼻カニュラ
【製】経鼻酸素カニューレ
（写真提供：スミスメディカル・ジャパン株式会社）

1-2) 鼻カニュラ(リザーバーあり)

名 称	リザーバー付き鼻カニュラ(Ⓑ, Ⓒ)
特 徴	・リザーバーが鼻の下にあるタイプ(Ⓑ)と胸のところにあるタイプ(Ⓒ)がある ・呼気時にリザーバーで蓄えた酸素を吸気時に使用するため,鼻カニュラより少ない酸素流量で同量の酸素を吸入でき,ボンベの消費を節約できる(後述,表1,図1) ・移動用酸素供給装置(酸素ボンベ)のもちが良くなる
使用方法	1)に準ずる
備 考	内部のリザーバーは薄い膜でできており,そこに水滴がつくとリザーバーとして機能しなくなるため加湿器との併用は避ける

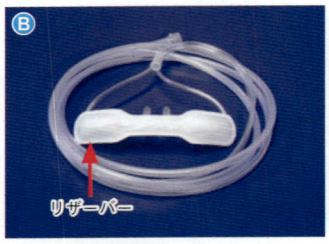
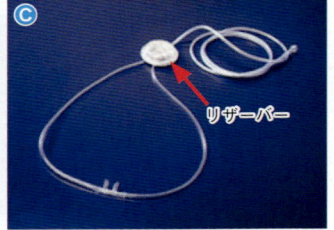

リザーバー付き鼻カニュラ
【製】オキシマイザー(N)
(写真提供:日本ルフト株式会社)

リザーバー付き鼻カニュラ
【製】オキシマイザー(P)
(写真提供:日本ルフト株式会社)

2 簡易酸素マスク

名 称	フェイスマスク(Ⓓ)
特 徴	マスクをリザーバーとして酸素を供給する
使用方法	・マスクを装着し口腔と鼻腔から酸素を投与する ・マスク内に貯まった呼気ガスを再呼吸しないよう酸素流量は5 L/分以上にする〔やむを得ず5 L/分以下で使用する場合は動脈血二酸化炭素分圧($PaCO_2$)の上昇に留意する〕
備 考	換気量が多い患者では高濃度の酸素は投与できない

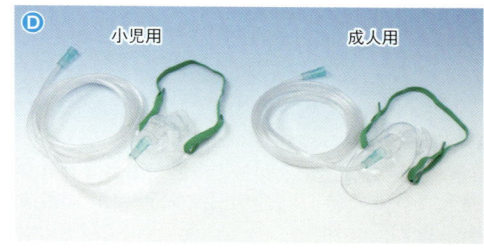

フェイスマスク
【製】中濃度酸素マスク
(写真提供：スミスメディカル・ジャパン株式会社)

3 リザーバー付きマスク

名　称	リザーバーマスク（E）
特　徴	・マスク下部のバックをリザーバーとして，呼気時にバック内に酸素を蓄え，吸気時にバック内の酸素を吸入する ・吸気時に空気を吸い込まないようマスク両側の孔に弁がついている．これにより，通常の酸素マスクより高濃度の酸素を投与することができる
使用方法	・②に準ずる ・バックが常に膨らんでいる状態になるよう流量を調節する ・マスク内に貯まった呼気の再呼吸を防止するため酸素流量は6 L/分以上にする
備　考	患者の換気量が多い場合は，バックが空になりそれ以上の吸気ができなくなるため弁をはずして使用する

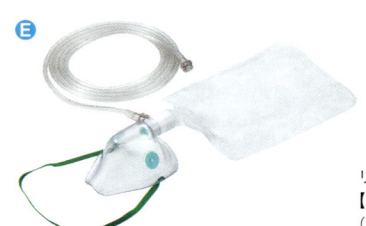

リザーバー付き酸素マスク
【製】MMI高濃度用酸素マスク
(写真提供：村中医療器株式会社)

どう使い分ける？

● 構造
- 各種，患者が吸入するための酸素リザーバーを備えている
- 患者の分時換気量が装置の流速を上回ると，必要量に見合う分だけの空気が混入されるため一回換気量の増減で酸素濃度（FiO_2）が変わる（表2）

表1 リザーバー付き鼻カニュラの酸素節約効果

鼻カニュラの酸素流量（L/分）	鼻カニュラと同等の酸素濃度に相当するリザーバー付き鼻カニュラの酸素流量（L/分）	節約効果（％）
2	0.5	75
3	1.0	67
4	2.0	50
5	2.5	50

図1（資料提供：日本ルフト株式会社）

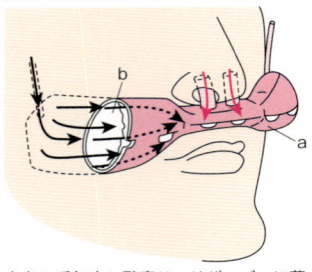

患者の呼気中に酸素は，リザーバーに蓄えられ（a），これは膨らんだ膜とオキシマイザー背面の壁とで形成される（b）

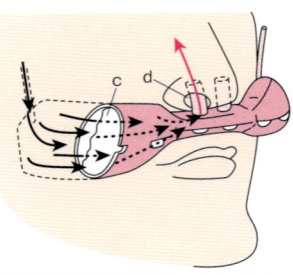

患者の吸気中に膜は潰れて（c），リザーバーに蓄えられていた酸素が患者に供給される（d）

表2 一回換気量の増減による FiO_2 の変化

一回換気量	空気混入量	FiO_2
増える	増える	下がる
減る	減る	上がる

● 使い分け
- 必要とするFiO₂を得るために適した供給装置を選択する（表3）

● 使用上の注意点
- 高濃度の酸素を長時間吸入すると，副作用（酸素中毒・呼吸中枢の抑制・無気肺・未熟児網膜症）を併発する可能性があるため不必要な酸素吸入は避ける
- 酸素は助燃性があるため，投与中は火気厳禁

表3 必要な酸素濃度（FiO₂）による酸素投与法の使い分け

	酸素流量（L/分）	FiO₂の目安（％）
鼻カニュラ	1	24
	2	28
	3	32
	4	36
	5	40
	6	44
フェイスマスク	5〜6	40
	6〜7	50
	7〜8	60
リザーバーマスク	6	60
	7	70
	8	80
	9	90
	10	90〜

文献
1) 「ICUブック 第3版」（Marino PL/著，稲田英一/監訳），メディカルサイエンスインターナショナル，2008
2) 「関連図で理解する呼吸機能学と呼吸器疾患のしくみ」（安倍紀一郎，森田敏子/著），日総研出版，2009

（中村由貴子）

MEMO

ベンチュリーマスク

(田中 拓)

通常のマスクやカニューラでは吸気速度が速いため，酸素流量が患者さんの一回換気量に対して少なくなり，吸入酸素濃度に変動が生じる（低流量システム）．ベンチュリー効果とは，細い内径に酸素を通すことにより流速を増し，ジェット流を作ることにより，周囲が低圧になることである．この効果を利用して空気を引き込み，酸素と空気を混合し，24〜50％の設定された比較的正確な適切な濃度の酸素投与を可能にするのがベンチュリーマスクである（高流量システム）．

ベンチュリーマスクはダイリュータと呼ばれるコマによって酸素濃度を変更する．濃度によって6種類のコマがあり，色と推奨酸素流量が決められている（図2，表4）．

図2

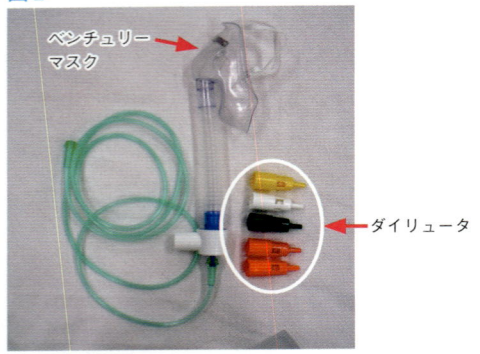

表4 ダイリュータの種類

色	設定酸素濃度（％）	推奨酸素流量（L/分）	トータルフロー（L/分）
青	24	2	52
黄	28	4	44
白	31	6	47
緑	35	8	44
赤	40	8	32
橙	50	12	32

文献1より引用

⭐ Advance

酸素ボンベについて (田中 拓)

中央配管のない場所や患者の搬送時には酸素ボンベを使用する．酸素のボンベの色は高圧ガス保安法により黒と指定されている．そのほかの医療用ガスボンベは炭酸ガスが緑色，空気，窒素はねずみ色である（表5）．

酸素ガスボンベには気体の酸素が充填されており，初期充填状態で150 kgf/cm^2〔14.7 MPa（メガパスカル）〕である．

酸素の供給は酸素ボンベにレギュレーターを装着し，適正量の酸素がボンベから流出するようにする．レギュレーターには圧力計がついており，酸素の残量を確認する（図3）．

ボンベの充填量は「内容積×充填圧力×10」であり，一般に利用される3.4 Lボンベの内容ガス量は500 Lである．

例えば圧力計のゲージが500 L時に14.7 MPaであることを考えると，これが10 MPaを示しているとき，ガスの容量はおよそ340 Lと考えられる．一定の安全係数をかけて，現在の残量から使用する酸素の流量を比例計算することで使用可能な時間が算出できる（図4）．

例：ボンベ内340 L，圧力計10 MPaのとき4 L/分で使用した場合
　　340 × 0.8（安全係数）= 272 L
　　272 ÷ 4 = 68分

表5　ガスボンベとアウトレットの色

	ボンベ （高圧ガス保安法）	アウトレット （JIS）	形状
酸素	黒	緑	⦿
二酸化炭素 （炭酸ガス）	緑	橙	⦿
亜酸化窒素 （笑気）	ねずみ色＋青	青	⦿
空気	ねずみ色	黄	⦿
吸引	（白）	黒	⦿
窒素	ねずみ色	灰	⦿

図3

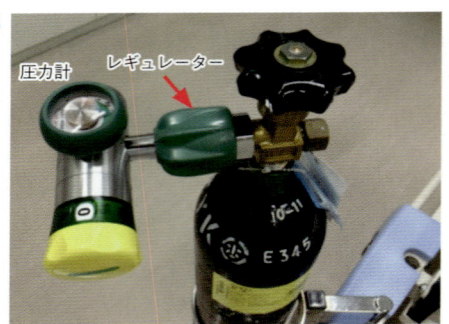

圧力計　レギュレーター

ボンベの圧力											
kgf/cm²	140	130	120	110	100	90	80	70	60	50
MPa	14	13	12	11	10	9	8	7	6	5
0.5	760	700	650	590	540	480	430	380	320	270
1	380	350	320	290	270	240	210	190	160	130
2	190	170	160	140	130	120	100	95	81	68
3	120	110	100	99	90	81	72	63	54	45
4	95	88	81	74	68	61	54	47	40	34
5	76	70	65	59	54	48	43	38	32	27
6	63	58	54	49	45	40	36	31	27	
7	54	50	46	42	38	34	31	27		
8	47	44	40	37	34	30	27			
9	42	39	36	33	30	27				
10	38	35	32	29	27					

酸素流量（L/分）　［分］

時間/分　使用可能時間 60分以上　使用可能時間 46〜59分以下
使用可能時間 30〜45分以下　使用不可 交換 30分未満

※使用時間が残り30分（赤色の欄）になったら酸素ボンベを交換すること．

図4　酸素残量早見表

内容積3.4 Lの場合（ガス容量：500 Lの場合）．
1 MPa=10 kg/cm²とし，安全係数0.8をかけた数値で表示（有効数字2桁切り捨てで計算）．
株式会社小池メディカルのサイト（http://www.koike-medical.co.jp/checkpoint2.pdf）より転載

1)「看護技術がみえる vol.2 臨床看護技術」(医療情報科学研究所/編), p247, メディックメディア, 2013

第1章 蘇生に使用する器具
① 気道・呼吸管理

3 エアウェイ

用途

舌根沈下などでの気道閉塞に対して気道確保を行う器具

口腔から入れる❶**口咽頭エアウェイ（経口エアウェイ）** と鼻孔から入れる❷**鼻咽頭エアウェイ（経鼻エアウェイ）** がある．
これらの器具による気道確保は，救急隊による病院前救護でも使用できる．

1 口咽頭エアウェイ（経口エアウェイ）

特徴	・口から舌根沈下部を越えて挿入し舌根を持ち上げて気道確保をする ・意識のある患者や軽度意識障害および咽頭反射・嘔吐反射が残っている場合には避ける
構造	・フックのような形状（図1） ・断面の形状（図2）は筒状（内腔型：Ⓐ）や「エの字型」（両溝型：Ⓑ）などさまざまだが隙間が存在（この隙間からは，空気の出入りや吸引カテーテル挿入が可能）
適応	・心肺停止で舌根沈下により，気道閉塞している患者 ・意識障害で舌根沈下しており，咽頭反射や嘔吐反射がない患者 ・鼻咽頭エアウェイ挿入禁忌の患者
使用方法	【サイズの決定】 患者の口角から下顎角までの長さが同じものを選ぶ（図3） 【挿入方法】（図4） ① 上方が凹になるように先端を硬口蓋方向に向けて挿入する ② 器具の半分まで入れば180度回転させて先端を舌根部に向けてさらに進める ③ 挿入終了後は必ず，気道が開通しているか確認する

注意点	・咽頭反射や嘔吐反射を誘発することがある患者は挿入中止する
	・挿入後の嘔吐にも注意
	・最初から舌根部に向けて挿入すると，舌を押し込む可能性があり，気道閉塞の原因となる

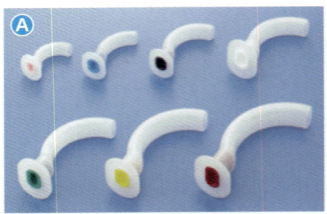

内腔型（ゲデル）エアウェイ
【製】ゲデルエアウェイ
(写真提供：日本メディカルネクスト株式会社)

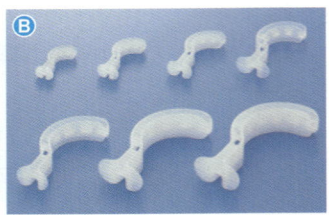

両溝型（バーマン）エアウェイ
【製】バーマンエアウェイ
(写真提供：日本メディカルネクスト株式会社)

図1

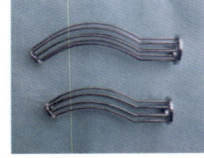

図2　断面の形状

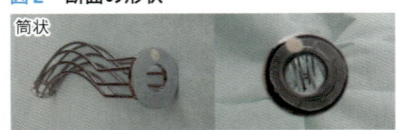

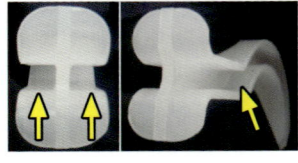

エの字型
(矢印：両溝型の溝)

図3

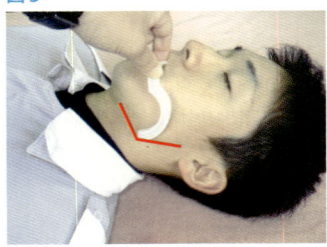

図4　経口エアウェイ挿入方法

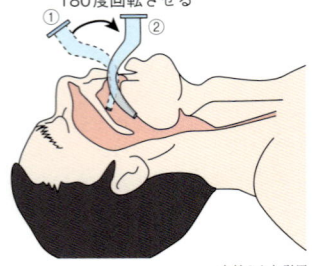

文献2より引用

2 鼻咽頭エアウェイ（経鼻エアウェイ）

特徴	・外鼻口から鼻腔，鼻咽頭，口腔咽頭を経て，舌根沈下部を越えて挿入 ・頭蓋底骨折が疑われる傷病者の挿入は禁忌である
構造	・滑らかなカーブを描いており，素材はやわらかいポリ塩化ビニル ・先端が斜めにカッティングされている（挿入時に抵抗を少なくするため）
適応	・心肺停止で舌根沈下により，気道閉塞している患者 ・意識障害で舌根沈下して咽頭反射や嘔吐反射が残っている患者 ・口咽頭エアウェイ挿入困難の患者
使用方法	【サイズの決定】 ・内径6.0 mmから9.0 mmまで1 mm間隔でサイズが選べる（ⓒ） ・患者の外鼻口の大きさと外鼻口から下顎角までの長さを調整する（図5） 【挿入方法】 ① チューブの下1/3に潤滑ゼリーを塗布する 　（すべてにゼリーを塗布すると，手が滑り入りにくくなる） ② 患者の鼻先を少し頭側に押し上げチューブを垂直に入れる ③ 挿入終了後は必ず，気道が開通しているか確認する（図6）
注意点	・**頭蓋底骨折が疑われる場合は挿入禁忌** ・クモ膜下出血など脳出血が疑われる場合の挿入時は，痛みで血圧が上昇することがあるため，避けるべきである[1] ・エアウェイ先端のカッティング形状から右鼻孔からの挿入が望ましいが抵抗がある場合は無理をせず，左鼻孔に変える→無理に挿入すると鼻出血の原因となる ・安全ピンなどを体外部分のチューブに突き通して鼻腔内に入り込むのを防ぐ（図7）

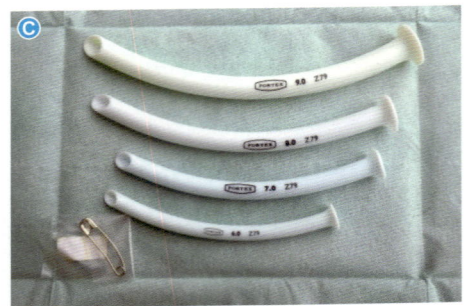

【製】経鼻エアウェイ
下から，内径6.0 mm，7.0 mm，8.0 mm，9.0 mm
（スミスメディカル・ジャパン株式会社）

図5

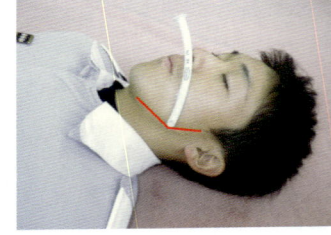

図6

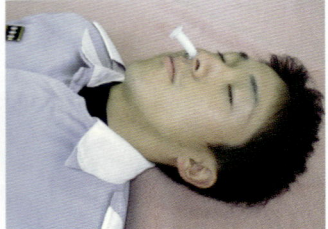

図7

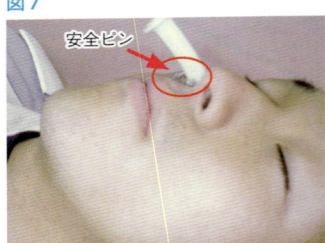

安全ピン使用時の拡大写真

どう使い分ける？

表1　口咽頭エアウェイ，鼻咽頭エアウェイの使い分け

	適応	使用を避ける対象
口咽頭エアウェイ	・舌根沈下による気道閉塞 ・意識障害があり，**咽頭反射がない**	・咽頭反射が強い
鼻咽頭エアウェイ	・舌根沈下による気道閉塞 ・**咽頭反射が残る意識障害** ・開口困難	・**頭蓋底骨折（禁忌）** ・脳出血

各社から販売されているそれぞれの商品による大きな違いはない．

まとめ

器具による気道確保は，それぞれ使い方が違うため表1のように，傷病者に合ったエアウェイの選択をしなければならない．そのためにも，各資器材の特徴や使用上の注意点などを十分に理解し訓練を実施して，現場に役立ててもらいたい．

最後に，器具による気道確保はいくつも選択肢があるが，本項でとりあげた器具はその1つであると考えてもらいたい．

1) 「改訂第8版　救急救命士標準テキスト」（救急救命士標準テキスト編集委員会/編），pp94-98，へるす出版，2012
2) 「改訂第6版　救急救命士標準テキスト」（救急救命士標準テキスト編集委員会/編），pp259，へるす出版，2002

（八田和彦）

第1章 蘇生に使用する器具
❶ 気道・呼吸管理

4 異物除去

用途
気道内の異物を取り除き，窒息を解除するための器具

異物は，気道を妨げるものであり，お餅や玩具などの固体のものから血液などの液体のものまでさまざまである．

固体の異物除去は，意識のある傷病者に対しては，ハイムリック法，背部叩打法による手技で試みるが，これらで除去できない場合や意識のない傷病者は喉頭鏡（次項1章1-5参照）や本項で解説するマギール鉗子などの器具を用いた手技を行う．

マギール鉗子

構造	・はさみに似た形状で，先端がリング状で滑り止めが施されている ・中心部で曲がっている（口腔内で視野の邪魔にならないようにするため）
適応	・固形物が気道を閉塞している患者
使用方法	① マギール鉗子の取っ手の部分に，薬指と親指を入れ，中指および小指は薬指に接するように握り，先が前の方に向くように「への字型」に持つ（図1） （このときに指を入れすぎると扱いにくい） 人差し指は曲がっている柄の部分に置きマギール鉗子を安定させる ② マギール鉗子を90度回転させ，縦になっている先端のリング状を歯と水平にしてから，右口角から入れていき異物までマギール鉗子の先端を持っていく（図2a） ③ 異物の手前まで先端を持ってきたら，90度回転させ先端を縦にして異物を掴む（図2b） ④ 掴んだ後は，再び90度回転させて先端を歯と水平に持って行き，口腔から異物を引き出す（図2c）（回転は左右どちらに回してもよい）

Ⓐ

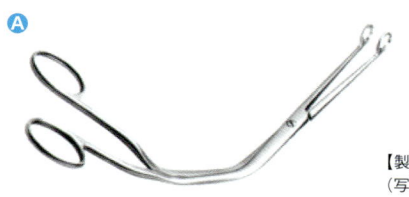

【製】マギール鉗子
(写真提供:高砂医科工業株式会社)

注意点	・異物除去を行う際は,異物から目線を絶対に離さず,確実にマギール鉗子を手で受け取ることが大事である ・先端のリングを縦の方向(図2d)や開けた状態(図2e)のまま挿入すると,口腔内の損傷や歯の欠損,視野の邪魔になる ・3歳以下の小児の使用は困難を伴う可能性があるので,十分な訓練が必要である

図1

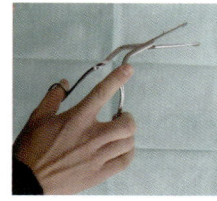
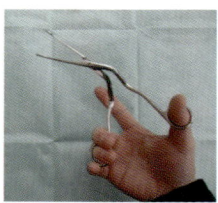

図2a

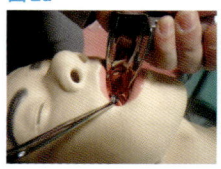

図2b

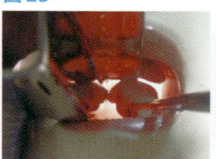

図2c

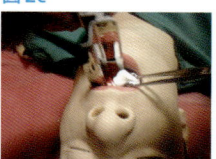

図2d

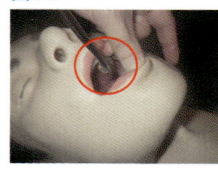

図2e

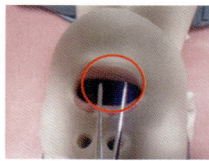

異物除去の器具の使い分け

	固形（口腔〜喉頭）	液体（口腔〜喉頭）	気管支・消化管
マギール鉗子	〇	×	×
吸引カテーテル	△ （柔らかいものに限る）	〇	×
内視鏡	△ （柔らかいものに限る）	〇	〇

〇：使用可能，△：使用に制限がある，×：使用できない

- 異物には固形物から，液体までさまざまあり，器具の選択が必要である．
- 固形物の除去として汎用されるのはマギール鉗子である．また，それ以外の異物除去の器具として吸引カテーテルや内視鏡などが使用される．上表を参考にしていただきたい．

文献
1)「改訂第8版 救急救命士標準テキスト」（救急救命士標準テキスト編集委員会/編），pp98-100，へるす出版，2012

（八田和彦）

第1章 蘇生に使用する器具
❶ 気道・呼吸管理

5 気管挿管

> **用途**
> ①意識障害・上気道の問題などで気道の維持や保護が難しい，②換気や酸素化の補助が必要な場合，③今後の臨床経過で①ないし②の異常が生じる可能性が高い場合，の高度な気道確保

経口挿管には一般的に，❶ **喉頭鏡**，❷ **気管チューブ**，❸ **スタイレット**が必要である．

1 喉頭鏡

経口気管挿管のための喉頭展開を行う目的で用いられる器具．
ブレードの形状により直喉頭鏡と曲喉頭鏡に分かれる．

種 類	直喉頭鏡	曲喉頭鏡
名 称	Miller型ブレードなど（Ⓐ）	Macintosh型ブレードなど（Ⓑ）
ブレード形状	直型	彎曲型
適 応	主に新生児や小児	主に成人
特 徴	・喉頭蓋にブレードをかけ直接持ち上げるためより深い挿入が必要 ・乳幼児は喉頭蓋が縦に細長いため一般的に直型のほうが喉頭展開しやすいが，迷走神経反射が起こりやすい	・ブレード先端が喉頭蓋窩に到達すれば展開が可能 ・すなわちより浅い挿入で間接的に喉頭蓋を持ち上げることができる

使用方法	① 頸部後屈ないし下顎挙上の後,無理のない範囲で最大限開口させる ② 喉頭鏡は左手で保持し,舌根から前上方に持ち上げるようにして喉頭を展開する.この際声帯が見にくければ介助者に甲状軟骨部をBURP (backward, upward, right and pressure) 法に準拠し圧迫してもらってもよい ③ 気管チューブのカフがすべて声帯を通過した時点で介助者にスタイレットを抜いてもらう ④ 気管チューブを適当な位置まで進めカフを膨らませた後固定する

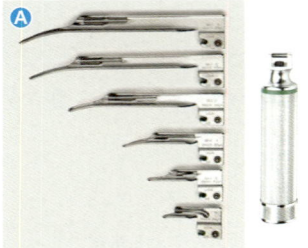

Miller型ブレード
【製】Welch Allyn ファイバーオプティック喉頭鏡
(写真提供:アイ・エム・アイ株式会社)

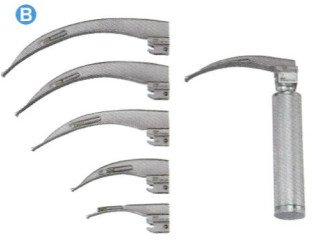

Macintosh型喉頭鏡
【製】MMI® マッキントッシュ型喉頭鏡
(写真提供:村中医療器株式会社)

2 気管チューブ

名 称	気管(内)チューブ(Ⓒ)
特 徴	カフがあるもの/ないもの,カフ上吸引のついているもの,らせん状の金属ワイヤーが入っているもの,片肺挿管用のチューブなど,用途に合わせ多くの種類がある(表1)
使用方法	① 使用前に必ずカフに空気漏れがないか確認する ② スタイレットを使用する場合は,潤滑ゼリーないし生理食塩水などをチューブ先端周囲に潤滑剤として塗布してからスタイレットを挿入する ③ 必要に応じて多少の彎曲をつけてもよい
備 考	チューブサイズは,性別,体格に応じて適宜選択する.小児の場合は年齢や身長に応じて適正なチューブサイズを選択する(表2)

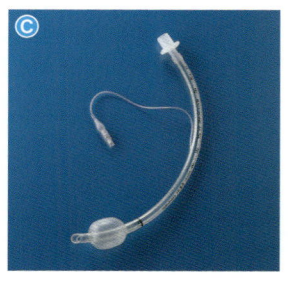

気管チューブ
【製】ハイ・ロー™気管内チューブ
(写真提供:コヴィディエン ジャパン株式会社)

表1 気管チューブの種類

一般的な名称	特徴
標準気管チューブ	最も一般的なカフ付き気管チューブ
長期間挿管用気管チューブ	カフ付き,カフ上吸引が可能 長期間の挿管管理などに使用
小児用気管チューブ	カフなしの一般的な小児用気管チューブ
気管支内チューブ (ブロンコキャス™など)	肺手術の際などの分肺換気用ダブルバルーンチューブ 気管カフと気管支カフによる気密シールが可能
金属コイル入りチューブ (スパイラルチューブ)	金属ワイヤーでチューブ内壁の補強されている 患者の体位変換などによるチューブのキンキング(折れ曲がりによる閉塞)を防ぐ

表2 チューブサイズ・固定長

年齢・性別	チューブサイズ	経口固定長さ(cm)
未熟児	25〜30 mm	8
〜生後3カ月	30〜35 mm	9〜10
生後3カ月〜9カ月	35〜40 mm	10
生後9カ月〜18カ月	40〜45 mm	11
生後18カ月〜24カ月	45〜45 mm	12
生後24カ月以上	40+年齢(才)/4 mm	12+年齢(才)/2
成人・女性	70〜75 mm	20〜22
成人・男性	80〜90 mm	22〜24

注)あくまで一例,状況に応じ判断すること

3 スタイレット

名 称	スタイレット（**D**）
特 徴	気管チューブを安定させ，声帯の通過を容易にするために用いる器具．通常，軟性金属製である．柔らかいチューブを安定させ，容易に気管に挿入することができる
使用方法	挿管前に気管チューブに挿入する（**2**参照）
備 考	気管を傷つけないため先端が気管チューブ先端より先に出ないよう長さ調節が必要

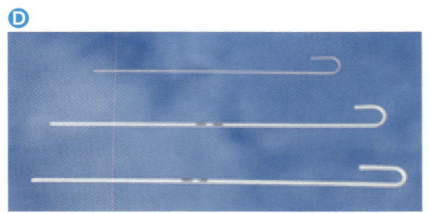

【製】スタイレット
（写真提供：スミスメディカル・ジャパン株式会社）

どう使い分ける？

患者の性別，年齢，体格，用途により使用する器具の種類・サイズをそれぞれ選択する必要がある（前述の表1，2参照）．

1)「緊急気道管理マニュアル」（Walls RM, Murphy MF/著，井上哲夫，他/訳），メディカルサイエンスインターナショナル，2003
2)「FCCS プロバイダーマニュアル 第2版」（FCCS運営委員会，JSEPTIC/監修），メディカルサイエンスインターナショナル，2013
3) 柴崎雅志・志馬伸朗：小児の気管チューブ管理．人工呼吸，27：50-56，2010

（楳川紗理）

Advance

DAM（difficult airway management）物品　　(楳川紗理)

通常の喉頭鏡を用いた経口気管挿管が困難な症例（頸部が太くて短い，下顎が小さい，開口困難，など）に対し，経口的な気道確保や別の方法での気管挿管を可能にするための器具．

1. ビデオ喉頭鏡
気管挿管時の口腔内・喉頭の様子や挿入具合などをモニターで確認しながら操作可能．
- エアウェイスコープ®（E）
- グライドスコープ®（F）
- McGRATH™ MAC ビデオ喉頭鏡（G）

2. 特殊な喉頭鏡
- McCoy 型ブレード（図1）
  通常の喉頭鏡と異なり，手元のレバーを操作することによってブレードの先端部分が屈曲する．これにより喉頭蓋の付け根部分を持ち上げることで声帯の目視を容易にする．挿管困難なケースや頸椎硬性カラーを装着中の患者における喉頭展開を容易にすると言われている．

3. 声門上デバイス
用手マスク換気が困難である場合，気管挿管が失敗し時間を稼ぐ必要がある場合などに使用される．盲目的に挿入可能であり，喉頭展開の必要性がない．
- ラリンゲル・チューブ（H）
  食道に挿入し気道の確保を行う声門上気道デバイス．
- ラリンゲル・マスク
  喉頭を覆うことで，気管の換気を行うことができる．Fastrack™ SU（I）という持ち手部分があるものもある．気管支鏡ないしガム・エラスティック・ブジーなどを用いた気管挿管の際のガイドとしても使用可能．近年，胃管を挿入できるルーメンをもつ第二世代声門上デバイス Supreme™（J）も開発された．
- i-gel（K）
  カフ部分がジェル状になっておりカフを膨らます必要がないため，短時間での挿入が可能．挿入時指を患者の口に入れる必要がない．

4. 補助具
- ガム・エラスティック・ブジー（L）
  挿管困難時の気管挿管の際や気管チューブ交換時のガイドとして補助的に用いられる．

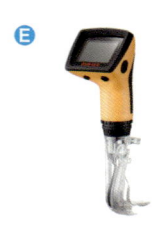

Ⓔ
【製】エアウェイスコープ® AWS-S200
HOYAサービス株式会社製
（写真提供：日本光電工業株式会社）

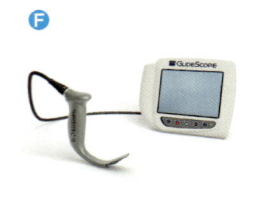

Ⓕ
【製】グライドスコープ® AVL
Verathon社製
（写真提供：ベラソン メディカル株式会社）

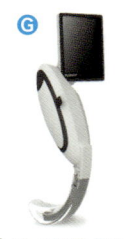

Ⓖ
【製】McGRATH™ MAC
Covidien社製
（写真提供：コヴィディエン ジャパン株式会社）

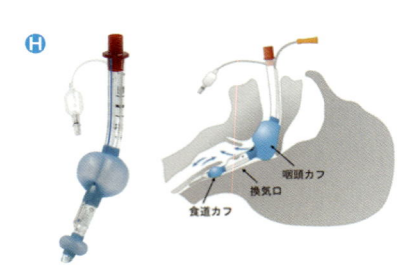

Ⓗ
（喉頭カフ／換気口／食道カフ）
【製】ラリンゲルチューブ サクション・ディスポ LTS-D
（写真提供：スミスメディカル・ジャパン株式会社）

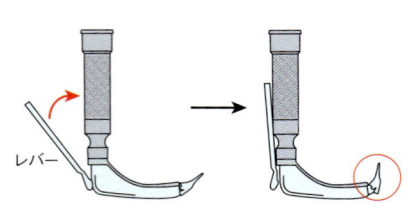

（レバー／喉頭蓋）

図1 McCoy型ブレード
手元のレバーを操作することによってブレードの先端部分（赤丸部分）が屈曲し，声帯の目視が容易になる（http://www.frca.co.uk/article.aspx?articleid=261 の動画も参考になる）

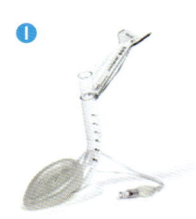

Ⓘ
【製】LMA Fastrack™ SU
(写真提供：テレフレックスメディカルジャパン株式会社)

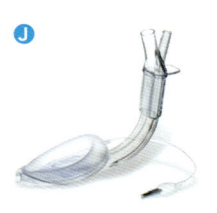

Ⓙ
【製】ラリンゲルマスク LMA Supreme™
(写真提供：テレフレックスメディカルジャパン株式会社)

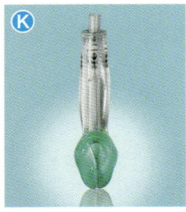

Ⓚ
【製】i-gel
(写真提供：Intersurgical Ltd)

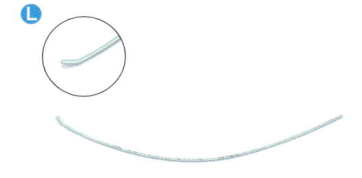

Ⓛ
【製】挿管アクセサリ
気管内チューブイントロデューサ
(写真提供：スミスメディカル・ジャパン株式会社)

第1章 蘇生に使用する器具　❷ 循環管理

1 モニター

用途

バイタルサインなど生体情報を持続的に表示する機器類

➡ 各生体情報に対しそれぞれの機器がある．
- ❶ 心電図と心拍数→心電図モニター
- ❷ 酸素飽和度と脈拍数→パルスオキシメーター
- ❸ 呼気終末二酸化炭素濃度→カプノメーター

救急外来やICUでは多くのパラメーターが表示できるオールインワン構造の機器が使用される（❹ オールインワンモニター）．また，使用場所によりベッドサイドモニター，セントラルモニター，ポータブルモニターが選択される．

MEMO

モニタリングの目的

生体情報を持続的に表示する機器そのものを「モニター（機器）」，その行為や概念を「モニタリング」「モニターする」といった表現で示すことが多い．以下にモニタリングの目的を示した．

・リアルタイムで経時的，持続的にバイタルサインを記録し評価
・異常発生時の早期発見，早期治療のための警告
・行った処置，治療の効果確認と再評価

1 心電図モニター

生体情報	心電図，心拍数
目　的	長時間リアルタイムの心電図記録，不整脈や心電図異常の警告と早期発見

適 応	・重症や急変患者，循環動態が不安定な患者 ・不整脈，急性冠症候群など循環器疾患急性期の患者
特 徴	・通常は3電極誘導（赤，黄，緑のリード） ・異常時の精密検査には標準12誘導心電図が必要 ・単独機器よりもオールインワン構造が汎用される（後述） ・除細動器一体型もある（モニター付き除細動器）

● 心電図モニターの使い分け
④ オールインワンモニターを参照．

2 パルスオキシメーター

生体情報	経皮的動脈血酸素飽和度（SpO$_2$），脈拍数
目 的	酸素飽和度低下や脈拍異常の警告と早期発見
適 応	・重症や急変患者，呼吸状態が不安定な患者 ・呼吸器疾患急性期の患者など
特 徴	・非侵襲的にワンタッチで測定可能 ・CO中毒，明るいところやマニキュアが塗られた指では値が不正確 ・末梢循環不全では測定困難

● パルスオキシメーターの使い分け

使用場所，プローブの装着部位，体動の有無や強弱，連続装着時間などを考慮して，(a) 本体の形状と (b) プローブをそれぞれ選択する．

a) 本体の選択

	ポータブル （携帯型）		スタンドアローン （据え置き型）(C)
使用場所	移動時やスポット測定で使用		ベッドサイドなど（持続モニターとして使用）
プローブと表示	一体型 (A)	分離型 (B)	分離型
プローブと本体	一体	一体／着脱可	着脱可
特徴	・小型，軽量 ・どこでも使える	・着脱式は他のプローブに交換可 ・PETCO$_2$が測定できる機種あり	

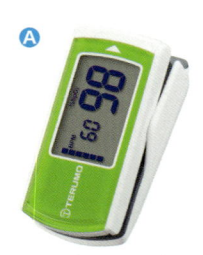

Ⓐ
ポータブル・一体型
【製】ファインパルス®
(写真提供:テルモ株式会社)

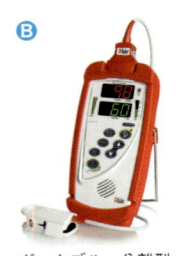

Ⓑ
ポータブル・分離型
【製】Rad-57®
(写真提供:マシモ ジャパン株式会社)

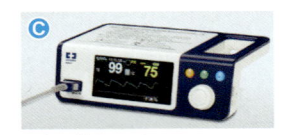

Ⓒ
スタンドアローン
【製】N-BSJ(ベッドサイド SpO_2 ペイシェントモニタリングシステム)
(写真提供:コヴィディエン ジャパン株式会社)

b) プローブの選択

	リユーザブル(再利用)	ディスポーザブル(一人使い切り)		
特徴	・清掃,消毒に便利な防水構造 ・体動の影響を受けやすい ・圧迫がやや強い	・一人使い切り ・体動の影響を受けにくい ・圧迫が少ない		
適応	・スポット測定 ・短時間利用	・連続モニタリング ・体動が強い ・末梢循環が悪いとき		
形態	クリップ(Ⓓ)	テープ固定(Ⓔ)	粘着テープ(Ⓕ)	非粘着(Ⓖ)
備考	・ワンタッチ装着 ・ソフトシリコンで指を差し込むタイプもある	・センサー部分を装着 ・横巻テープで固定	・粘着テープのついたプローブ ・長時間装着でもずれにくい ・前額部装着用もある	・センサー部分と装着テープが分離 ・皮膚に粘着剤が接触しない ・装着テープを交換すればセンサーはくり返し使用可 ・耳朶装着用もある

日本光電ウェブサイト「患者さん、測定部位に即したプローブの選択」参照
(http://www.nihonkohden.co.jp/iryo/point/spo2point/sentaku.html)

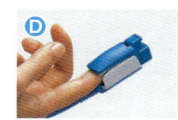

リユーザブル・クリップ型
【製】フィンガープローブ TL-201T
(写真提供:日本光電工業株式会社)

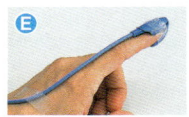

リユーザブル・テープ固定型
【製】フィンガープローブ TL-631T3
(写真提供:日本光電工業株式会社)

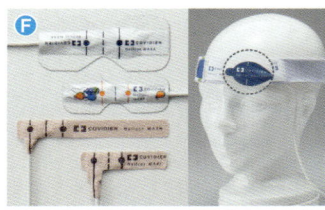

ディスポーザブル・粘着テープ型
【製】左:Oxisensor™ Ⅲ,
　　　右:MAX-FAST™
(写真提供:コヴィディエン ジャパン株式会社)

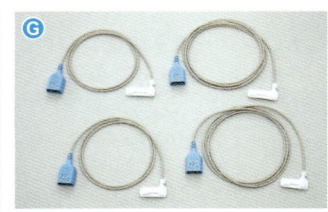

ディスポーザブル・非粘着型
【製】ディスポオキシプローブ
(写真提供:日本光電工業株式会社)

表1 （参考）SpO_2 と PaO_2 との関係

SpO_2（%）	98	90	88	75
PaO_2（mmHg）	100	60	55	40

備考:PaO_2 60 mmHg は呼吸不全,40 mmHg は混合静脈血酸素飽和度に相当

3 カプノメーター

生体情報	・呼気終末二酸化炭素濃度（$PETCO_2$:カプノメトリ） ・二酸化炭素濃度波形（カプノグラム）
目　的	換気の評価,気道閉塞や無呼吸・人工呼吸器回路異常などの警告と早期発見,心肺蘇生の有効性を評価
適　応	・すべての挿管患者 ・麻酔中のモニタリング ・呼吸不全の患者などで,二酸化炭素濃度を持続的にモニターしたいとき
特　徴	・他の装置と一体化したものが多い ・測定方式による違いがある （メインストリーム方式とサイドストリーム方式:表2)

表2 測定方式の違い

	メインストリーム方式	サイドストリーム方式
測定場所	呼吸器回路に組み込んだセンサー	呼吸器回路から離れたセンサー
測定方法	呼気ガスを直接測定	呼気ガスをセンサーへ吸引し測定

● カプノメーターの使い分け

使用場所を考慮してポータブルかスタンドアローンかを選択する.

	ポータブル（携帯型）		スタンドアローン（据え置き型）		オールインワン
特徴	（パルスオキシメーターとの関係）				通常のオールインワンモニターに専用モジュールを追加して機能拡張させる（図1b）
	一体型（H）	独立型（I）	一体型（J）	独立型（K）	
使用場所	移動時	移動時	ベッドサイドや手術室（持続モニターとして）		

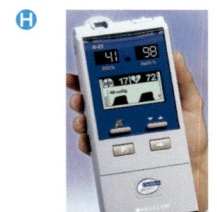

ポータブル・一体型
【製】N-85™
（写真提供：コヴィディエン ジャパン株式会社）

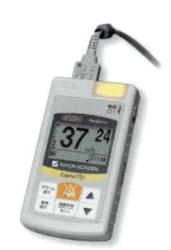

ポータブル・独立型
【製】ポケットCO_2モニタ WEC-7301 Capno プチ
（写真提供：日本光電工業株式会社）

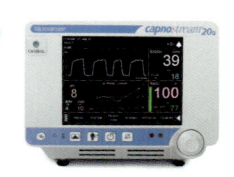

スタンドアローン・一体型
【製】カプノストリーム™ 20P
（写真提供：コヴィディエン ジャパン株式会社）

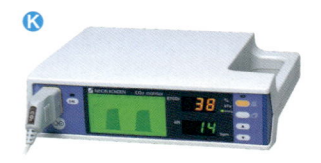

スタンドアローン・独立型
【製】呼気炭酸ガスモニタ OLG-2800
（写真提供：日本光電工業株式会社）

a) ポータブル・一体型　　b) オールインワン＋モジュール
（専用モジュールがクリップで装着されている）

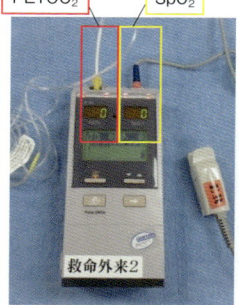

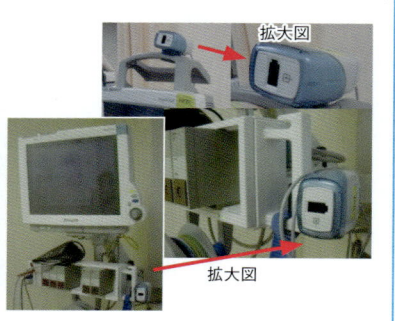

PETCO₂　SpO₂

拡大図

救命外来2

拡大図

c) 実際の接続

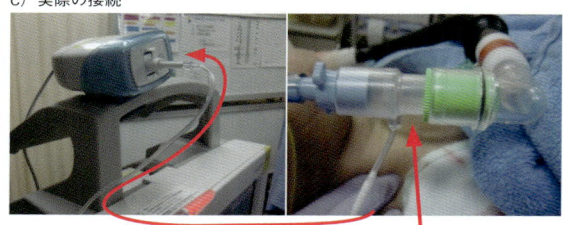

サンプリングチューブから　　サンプリングチューブを挿管チューブの
モジュールへ接続　　　　　　コネクタに接続
　　　　　　　　　　　　　　（呼吸ガスをサンプリングする）

図1　実際の接続例（サイドストリーム方式）

4 オールインワンモニター

生体情報	心拍数，心電図，血圧，酸素飽和度，呼吸数，体温 ＋　PETCO₂，中心静脈圧，観血的動脈圧 ＋　心拍出量，肺動脈圧といった観血的生体情報など
目　的	バイタルの経時的・持続的評価，呼吸や循環異常の警告と早期発見
適　応	・すべての重症患者，急変患者 ・全身状態が不安定もしくは悪化の高リスク患者
特　徴	・複数の生体情報が同じディスプレイに表示される（図2） ・モジュールを追加すれば表示できるパラメーターが増える ・簡便なものから高機能型までさまざまなグレードがある

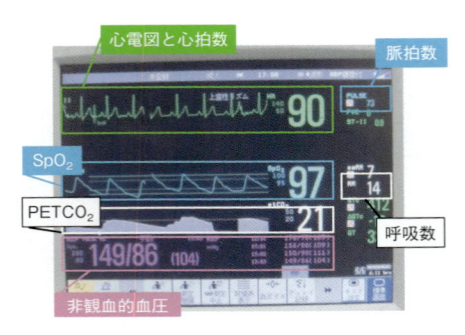

図2　オールインワンモニターの画面構成例

（画面内ラベル：心電図と心拍数／脈拍数／SpO$_2$／PETCO$_2$／呼吸数／非観血的血圧）

● オールインワンモニターの使い分け

主に使用する場所により使い分ける．

	ベッドサイド (L, O)	セントラル (M)	ポータブル (N, O)
使用場所	病棟や外来のベッドサイド	病棟詰所や医師室	検査などへの移動時 病棟や外来のベッドサイド
特徴	・個々の患者に使用 ・患者のベッドサイドに設置	・複数患者の情報を一画面に集約 ・過去記録の確認がしやすい（不整脈発症時など）	・患者が移動する際に使用 ・固定棒から取りはずしてポータブルにできるタイプもある（図3c）
適応	リアルタイムで継続的，持続的にバイタルを記録する必要のある患者	・ベッドサイドモニターが必要な患者 ・ベッドサイドモニターは不要だが心電図記録や異常警告が必要な患者	ベッドサイドモニターの必要な患者に移動が必要なとき

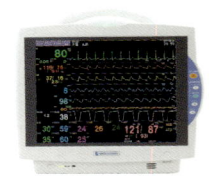

L

ベッドサイドモニター
【製】ベッドサイドモニタ BSM-6000 シリーズ ライフスコープTR
（写真提供：日本光電工業株式会社）

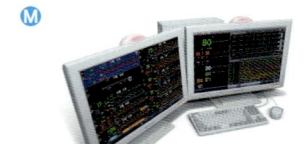

M

セントラルモニター
【製】セントラルモニタ CNS-6201
（写真提供：日本光電工業株式会社）

Ⓝ

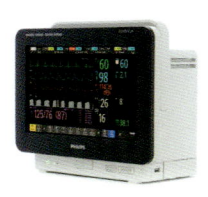

ポータブルモニター
【製】IntelliVue MX450
(写真提供:株式会社 フィリップス エレクトロニクス ジャパン)

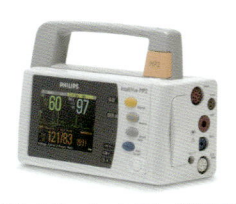

Ⓞ

ベッドサイド・ポータブル(併用可)
【製】IntelliVue MP2
(写真提供:株式会社 フィリップス エレクトロニクス ジャパン)

a) ベッドサイドモニター

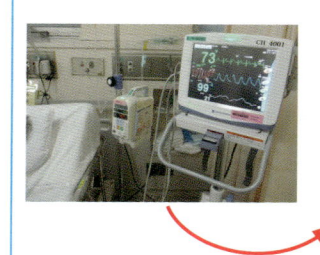

b) セントラルモニター
(ナースステーション)

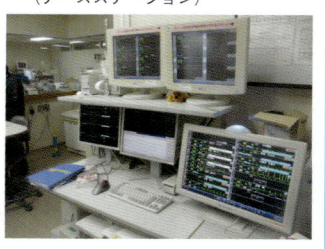

c) ベッドサイド・ポータブル(併用例)

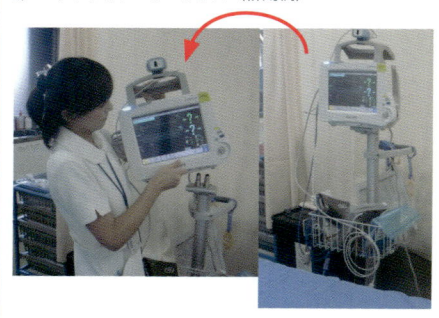

図3 オールインワンモニターの使用例

47

モニター機器の選択

把握したい生体情報＋モニターする場所を考慮して選択する．

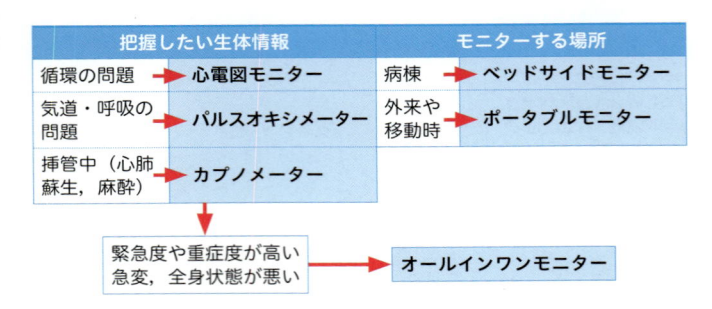

把握したい生体情報		モニターする場所	
循環の問題	→ 心電図モニター	病棟	→ ベッドサイドモニター
気道・呼吸の問題	→ パルスオキシメーター	外来や移動時	→ ポータブルモニター
挿管中（心肺蘇生，麻酔）	→ カプノメーター		

緊急度や重症度が高い 急変，全身状態が悪い → オールインワンモニター

文献

1) 長村茂太：ベッドサイドモニター．薬事，55：579-583，2013
2) 阿野正樹：パルスオキシメーター．救急医学，33：257-261，2009
3) 坂田育弘，他：呼気二酸化炭素．救急医学，33：263-266，2009
4) 仁科典子：モニタリング，パルスオキシメーター，カプノメーター．呼吸器ケア，8：367-376，2010

（野村　悠）

第1章 蘇生に使用する器具 ❷ 循環管理

2 除細動器

用途

心室細動（VF）や心室頻拍（VT）に対し，電気的刺激を与え，正常な調律に戻す機器

一般に医療機関で使用される除細動器と呼ばれるものは，
❶ 自動体外式除細動器（automated external defibrillator：AED）
❷ 手動式除細動器（defibrillator）

の2つであり，AEDは心電図解析や除細動の必要性を機器が判断し，手動式では医師が判断する．

1 自動体外式除細動器（AED）

名称	AED（automated external defibrillator：Ⓐ～Ⓒ）
使用者	一般の人も使用可能
設置場所	病院内，駅や学校など公共施設，店舗にも数多く設置されている
特徴	・自動で電源が入る機種と，操作者が電源を入れる機種とがある ・パッドがあらかじめセットされている機種と，操作者が装着する機種とがある ・G2000対応とG2005以降対応とがある 　→除細動のタイミングが異なるため注意！AEDの指示通りに操作する ・現在流通しているものはほとんどが二相性であるが，単相性のものもある ・推奨電流は機材によって異なる

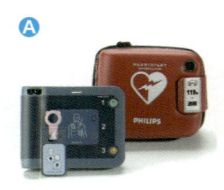

Ⓐ
AED
【製】ハートスタートFRx
(写真提供：株式会社フィリップス エレクトロニクス ジャパン)

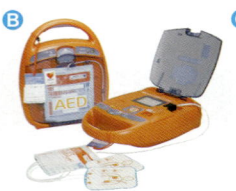

Ⓑ
AED
【製】自動体外式除細動器 AED-2150 シリーズ カルジオライフ
(写真提供：日本光電工業株式会社)

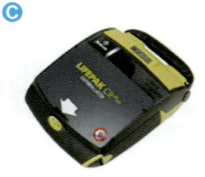

Ⓒ
AED
【製】ライフパック CR Plus
(写真提供：フィジオコントロールジャパン株式会社)

2 手動式除細動器

名 称	defibrillator，カウンターショック，直流電流式（direct current）除細動器の略からDCと呼ばれる（Ⓓ, Ⓔ）
使用者	医療関係者
設置場所	医療施設内
特 徴	・除細動（defibrillation）とカルディオバージョン（同期性通電：cardioversion）を行うことができる（後述） ・AEDモードも搭載している（MEMO参照） ・未就学児には小児用のパドルやパッド（図1, 2）を用いる

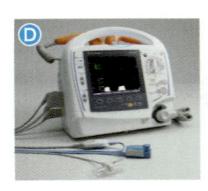

Ⓓ
DC
【製】デフィブリレータ TEC-5600シリーズ カルジオライフ
(写真提供：日本光電工業株式会社)

Ⓔ
DC
【製】ハートスタートXL+
(写真提供：株式会社フィリップス エレクトロニクス ジャパン)

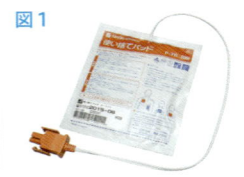

図1
成人・小児用パッド
【製】使い捨てパッド P-700シリーズ
(写真提供：日本光電工業株式会社)

図2

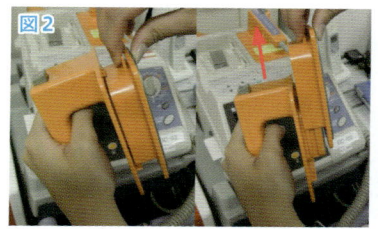

①成人用パドルのツマミをつかんで引っ張り上げるとはずせる

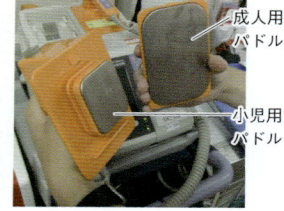

②除細動器の成人用パドルをはずすと中から小児用パドルが出てくる

成人用パドル
小児用パドル

MEMO

手動式除細動器の各種モード

1. AED

手動式除細動器（以下，除細動器）による除細動では，パドルだけでなく，電極パッド（図3）を使用することができる．

除細動器によってはAEDモードを搭載しているものもあり，通常のAEDと同様に電極パッドを使用し，機械が自動で心電図を解析，ショックの必要性を知らせる．

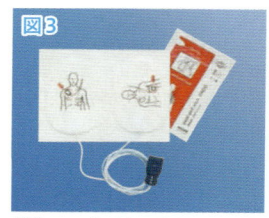

図3

【製】ハートスタートDPパッド
（写真提供：フクダ電子株式会社）

除細動器による除細動は医師の判断が必要であるが，AEDモードを使用すれば，他の医療者が医師の到着前に早期に除細動を行うことができる．また，機械の音声通りに進められるため，心電図モニターの読影に自信がない場合，心肺蘇生に不慣れな場合でも適切な処置を行うことができる．

2. TCP

手動式除細動器は経皮ペーシングモード（transcutaneous pacing：TCP）を搭載しているものが多い（図4）．

症候性徐脈で緊急ペーシングが必要なときに，一時的なペースメーカーとして使うことができる．

使い捨て除細動パッドを経皮ペーシング電極として使う．

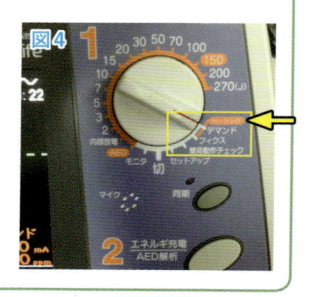

図4

AEDと除細動器の各モードの比較

	AED	手動式除細動器		
		パッドを用いた場合	パドルを用いた場合	AEDモード
心電図の解析	全自動	医師の判断	医師の判断	全自動
電極パッド	使い捨てパッド	使い捨てパッド	パドル	使い捨てパッド
通電エネルギー	二相性 120〜200J ※ショックの回数に応じて，1回目150J，2回目200Jと漸増するものもある	二相性　150J （単相性　360J） ※目的によってエネルギー数は異なる（後述）	二相性　150J （単相性　360J） ※目的によってエネルギー数は異なる（後述）	二相性 150〜200J
使用方法	①電源を入れる ②音声に従い電極パッドを貼る ③ショックが必要な状況では，「ショックが必要です」と音声が流れる ④充電ボタンを押す ⑤周囲の安全を確認して通電ボタンを押す	①電源を入れ，モニターモードにして表示はⅡ誘導にする ②電極パッドを貼る ③出力エネルギーを決めダイヤルを合わせる ④充電ボタンを押す ⑤周囲の安全を確認して通電ボタンを押す	①電源を入れ，モニターモードにして，表示はⅡ誘導にする ②モニター用の3点リードをつける ③出力エネルギーを決めダイヤルを合わせる ④ジェルを塗布したパドルを患者の胸に当てる（図5） ⑤充電ボタンを押す ⑥周囲の安全を確認して通電ボタンを押す	①電源を入れ，AEDモードにダイヤルを合わせる ②電極パッドを貼る ③ショックが必要な状況では，「ショックが必要です」と音声が流れる ④充電がはじまる ⑤周囲の安全を確認して通電ボタンを押す

（次ページにつづく）

	AED	手動式除細動器		
		パッドを用いた場合	パドルを用いた場合	AEDモード
特徴	・**一般市民も使用可能** ・除細動が必要かどうか**機械が自動で判断**	・除細動を行うかは**医師が判断** ・充電中も胸骨圧迫を続けることができるため,胸骨圧迫中断時間が短い	・除細動を行うかは**医師が判断** ・胸骨圧迫を中断してから充電するため,胸骨圧迫中断時間が長い ・使用には熟練が必要	・除細動が必要かどうか**機械が自動で判断** ・医師以外の医療スタッフでも使用することができる
レジデントが知っておいたほうが良い知識!			・Paddle in the airの禁止!(図6) ・必ず胸壁にパドルを密着させ充電・通電を行う	・心電図の解析に自信がなくても使える!

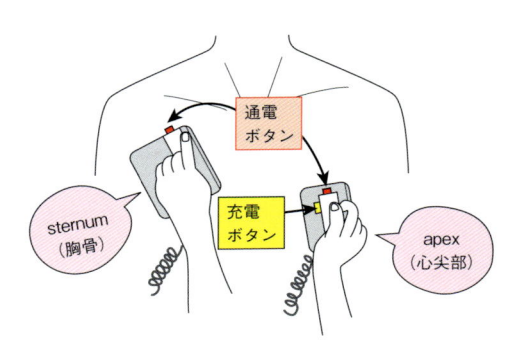

図5 **Paddleの位置**

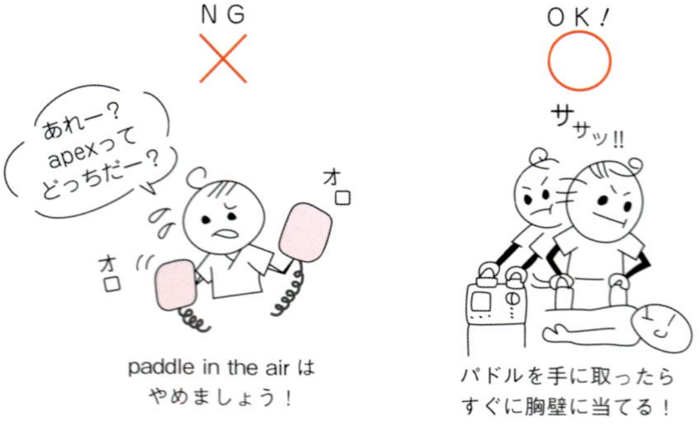

図6　Paddle in the air はダメ！

通電方法の種類

除細動器には一般的な除細動と，カルディオバージョンという通電方法がある．

	電気的除細動	カルディオバージョン
	defibrillation：非同期性通電	cardioversion：同期性通電
心波形との同期	心波形に同期せず通電する．心筋組織全体を一気に脱分極させることで細動を停止させる	心波形に同期して通電する．頻拍の原因となっている心筋内の反復性リエントリー回路の電気的循環を停止させる
適応	心室細動（VF）や心室頻拍（VT）などの致死性不整脈	脈のある不安定な頻脈，心房細動，心房粗動，PSVTなどの頻脈性不整脈
注意点	モニター感度が低く設定してあると，asystole（心静止）と間違うことがある	ショックがT波の時点で行われると，心室細動に移行する（R on T）ため，QRS波に同期させてショックを与える必要がある
通電エネルギー量	単相性電流を使用する場合には360 J，近年主流の二相性電流を使用する場合120～200 J（推奨電流は機材によって異なる）	単相性でも二相性でも通常100 J

単相性と二相性って？

- 除細動の電気波形には単相性（monophasic）と二相性（biphasic）がある
- 単相性はパドル間を1方向に電流が流れ，二相性はパドル間を電流が往復するように通電する（図7）
- 二相性は単相性に比較し，少ない出力で除細動ができ，心筋へのダメージが少ないと言われており，近年のAEDに搭載されているのは二相性である

単相性
(monophasic)

二相性
(biphasic)

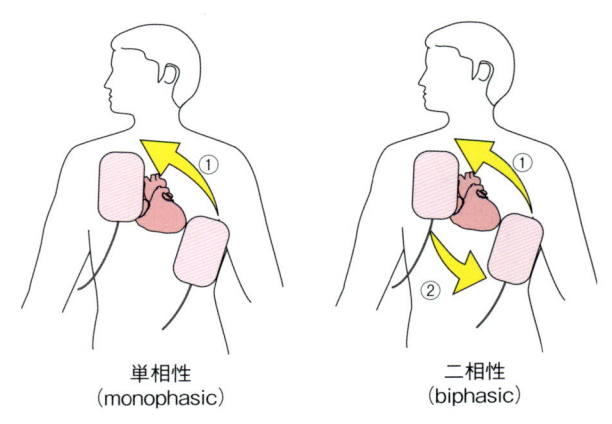

図7　電気の流れる方向

（佐藤香菜子）

第1章 蘇生に使用する器具 ❷ 循環管理

3 骨髄針

用途
蘇生治療が必要で静脈路が直ちに確保できない場合に，骨髄への輸液路確保を行う器具

穿刺方法の違いにより，
❶ 用手式，❷ 半自動式（バネ式），❸ 電動式（ドリル式）
に分かれる．

1 用手式骨髄針 (Ⓐ〜Ⓒ)

名 称	イリノイ針（Ⓐ），クック針（Ⓑ）など
特 徴	・手で穿刺針を保持し，ねじるように刺入する ・骨髄穿刺（マルク：4章1-3参照）と同様の穿刺方法でありイメージしやすい ・成人で穿刺が困難な場合がある
使用方法	① 穿刺針先端を骨膜に当て，骨に対して垂直に立てる ② 手に体重を乗せるようにして，ねじるように刺入する ③ 先端が骨髄腔に達すると抵抗がなくなる

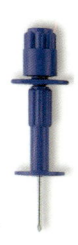

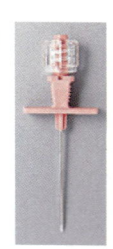

Ⓐ
イリノイ針
【製】イリノイ骨髄穿刺針
（©2015 CareFusion Corporation）

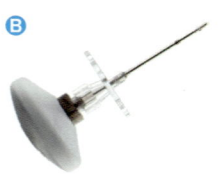

Ⓑ
クック針
【製】ディックマン骨髄内インフュージョンニードル
（写真提供：Cook Medical 社）

Ⓒ
【製】Disposable Bone Marrow Needles 小児用骨髄穿刺針 骨髄輸液針
（写真提供：シーマン株式会社）

2 半自動式骨髄針

名　称	BIG（Bone Injection Gun：D）
特　徴	・バネの作用を利用して穿刺するしくみ ・迅速に穿刺できる ・髄腔内に達したかわかりにくいため慣れが必要 ・小児用（18G：赤）と成人用（15G：青）がある
使用方法	① 装置を穿刺部に対して90度に置き，安全ピンを引き抜く ② フックに指をかけ本体後方から押し下げて針を射出する ③ 本体を針から取りはずす

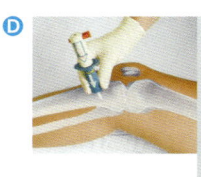

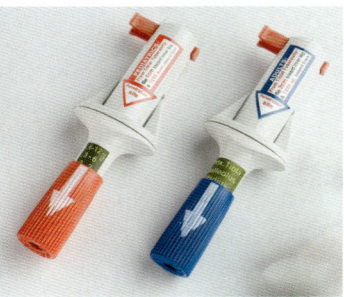

D

小児用　　成人用

【製】骨内医薬品注入キット（BIG）
（写真提供：日本光電工業株式会社）

3 電動式骨髄針

名　称	EZ-IO（E）
特　徴	・電動ドリルを使って針を穿刺する方法 ・迅速かつ容易に穿刺できる ・針の太さは15Gのみで，穿刺針の長さが3種類ある 　（ピンク：15 mm，ブルー：25 mm，イエロー：45 mm）
使用方法	① 体格に合わせた針をドライバーに装着する ② 針先を穿刺部に垂直に当てる ③ ドライバーを回転させながら圧力をかける ④ 針先が骨髄腔に達すると抵抗がなくなる

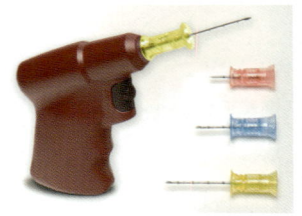

EZ-IO
左)【製】EZ-IO 骨髄輸液路確保用骨髄ニードル穿刺システム
右)【製】バイダケア 骨髄ニードルセット
(写真提供:アイ・エム・アイ株式会社)

どう使い分ける？

各器具の使い分け
各器具の特徴を考慮して各施設がどれを採用するかによる．使用頻度とコストを考慮する必要があるが，心肺停止やショック症例を多く受け入れる施設では高価でも電動式を検討したい．

体格での使い分け
メーカーにより穿刺針のバリエーションが異なるが，針の太さや長さと患者の体格とのバランスにより選択する．成人は15G，小児は18Gが標準サイズだが，EZ-IOは15Gのみであり筆者らは針の長さを選択基準にしている．

まとめ

構造
- 外筒と内筒に分かれる（全種類共通）（図1）
- 穿刺時に内筒が針先となる
- 穿刺後に内筒を抜去すると，内腔のある外筒のみとなり薬剤注入が可能となる

穿刺後の確認（図2）
① 穿刺後，動揺がないことを確認
② 内筒を抜き骨髄液を吸引
③ 輸液セットを接続し，10 mLの生食で内筒に残った骨髄をフラッシュする
④ 穿刺終了後，固定する

図1

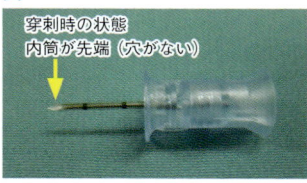

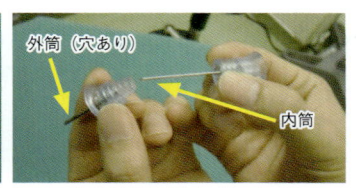

穿刺時の状態
内筒が先端（穴がない）

外筒（穴あり）

内筒

図2

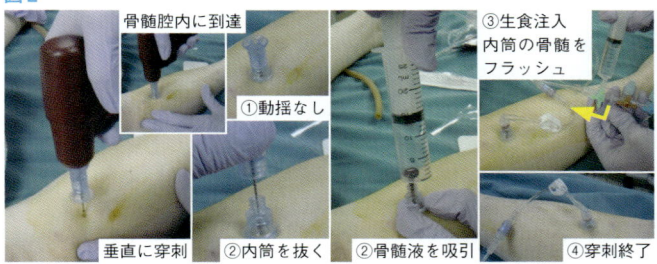

骨髄腔内に到達

垂直に穿刺

①動揺なし

②内筒を抜く

②骨髄液を吸引

③生食注入
内筒の骨髄をフラッシュ

④穿刺終了

● 使用上の注意

- 全年齢層で使用可能
- 静脈投与できる薬剤はすべて使用可能
- 静脈路確保できたら抜去し使用は24時間以内にとどめる

MEMO

骨髄穿刺針がない場合

- 18G針
- 硬膜外針
- 骨髄液採取用針（マルク用）

などで代用可能．
ただし，18G針や硬膜外針は屈曲や閉塞しやすく穿刺困難で思うようには使用できない．マルク用穿刺針は骨髄内注入の認可がない製品もあるが代用は可能である．

文献

1) 境野高資：骨髄針による輸液路確保．小児科診療，73：709-712，2010
2) 辻 聡：骨髄針の使い方と最近のトピック．レジデントノート，15：2320-2325，2013
3) 関 義元：骨髄輸液．「Primary-care Trauma Life Support 元気になる外傷ケア」（箕輪良行，他/編），pp74-76，シービーアール，2012
4) 児玉貴光：小児の緊急輸液．「ビジュアル救急必須手技ポケットマニュアル改訂版」（箕輪良行，児玉貴光/編），pp160-164，羊土社，2012

（野村 悠）

第2章 輸血に使用する器具

❶ 末梢ルート

1 輸液セット

> **用途**
> 末梢静脈に輸液・輸血および薬剤投与を行うための経路

速度の調整として自然滴下させる方法と輸液ポンプ・シリンジポンプを用いて正確な速度で投与する方法がある．感染予防のため，三方活栓は使用しないことが原則である．
❶ 点滴筒による違い，❷ 接続部（コネクター）による違い，❸ ポンプ使用の有無，などにより使用するルートが異なる．

● **輸液セットの名称**

輸液セットは，びん針，点滴筒（チャンバー），クレンメ，接続部（コネクター）で構成される（図1）．

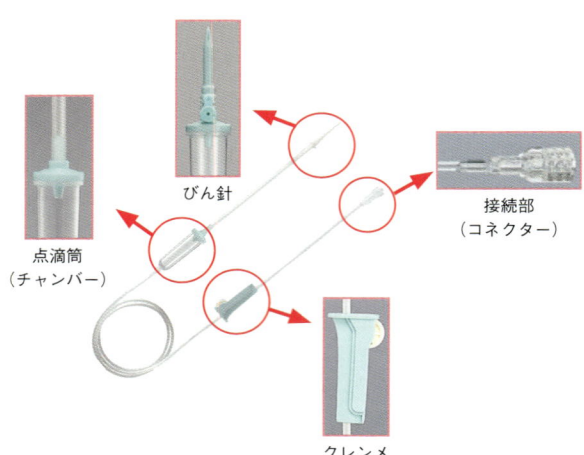

図1 輸液セット
【製】テルフュージョン® 輸液セット TI-U750P
（写真提供：テルモ株式会社）

1 輸液セットの選択（点滴筒の選択）

輸液セットは点滴筒（チャンバー）の構造の違いにより，一般用輸液セットと微量用（小児用）輸液セットに大別される．

名　称	一般用輸液セット（成人用）	微量用（小児用）輸液セット
特　徴	・1 mL ≒ 20滴 ・滴下ノズルが太い	・1 mL ≒ 60滴 ・滴下ノズルが細い
適　応	・成人の通常の輸液 ・大量投与する場合など	・小児の輸液 ・成人で微量投与する場合など
点滴筒	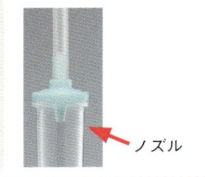 ノズル	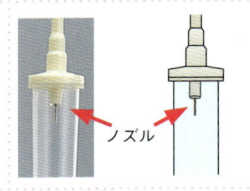 ノズル
備　考	・点滴筒（チャンバー）の液面の目安は1／3〜1／2 　※液面が高すぎると滴下数が数えられない 　※液面が低すぎると急速投与したときや斜めになったときに空気が送られる可能性があるため注意 ・輸液ポンプを用いる際は，「輸液ポンプ専用」を選択する	

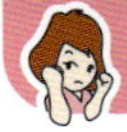

2 接続部による違い

輸液セットや延長チューブの接続方法にはスリップ方式とロック方式とがある．スリップ方式は接続部を差し込むだけであり，ロック方式はそれにネジ止めが加わり強固な接続となる．

名　称	スリップ方式	ロック方式
特　徴	・単純な差込み方式 ・接続部分の摩擦力に依存	・差込み＋ネジ止め ・すべての輸液ルートで推奨
適　応	施設規模やコストパフォーマンスを考慮して使用を検討	・ポンプを使用する場合 ・加圧して薬剤投与する場合 ・確実に接続しておきたい場合など
接続部		

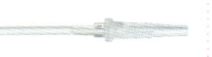

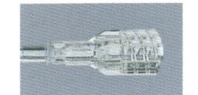

※中心静脈ルートなど大血管接続ルートにおいて，接続部の脱落による大量出血からの死亡例が報告されており，ロック式を使用することが推奨される．

> **MEMO**
>
> **ロック式＝耐圧チューブという誤解（同じものではない！！）**
>
> ・ロック式は上述のように脱落防止のための規格であり，接続方式を示した名称．
>   →チューブそのものが耐えられる圧とは異なる考え方．
> ・耐圧チューブは動脈圧ライン（2章3参照）など高い圧力に耐えられるチューブの規格であり，チューブ素材の強さを示した名称
>   →接続方式は必然的にロック式となる．
> ・ロック式であっても非耐圧式チューブ（普通の輸液セットで用いられるチューブ）の添付文書においてインフュージョンポンプを用いた造影剤投与は推奨されていない．

3 ポンプが必要な場合

正確な量や速度を設定して薬剤投与を行う場合に用いられ，輸液ポンプとシリンジポンプとがある．

名 称	輸液ポンプ（Ⓐ）	シリンジポンプ（Ⓑ）
適 応	流量や総投与量が多い場合	微量で正確な投与が必要な場合
特 徴	・1〜500 mL/時間での流用設定が可能	・0.1 mL/時間での流量設定が可能 ・シリンジのサイズは5，10，20，30，50 mL
備 考	・ポンプ専用の輸液セットを使用 ・ルート接続はロック方式	・ポンプ指定のシリンジを使用 ・ルート接続はロック方式を使用 ・ポンプ用のプレフィルド製剤（あらかじめ薬剤を注射器に充填したシリンジ製剤のこと：Ⓒ）もある

Ⓐ

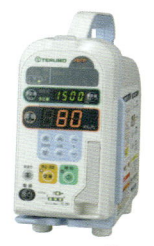

【製】テルフュージョン® 輸液ポンプ TE-261
(写真提供：テルモ株式会社)

Ⓑ

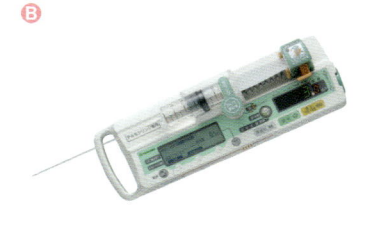

【製】テルフュージョン® シリンジポンプ35型 TE-351
(写真提供：テルモ株式会社)

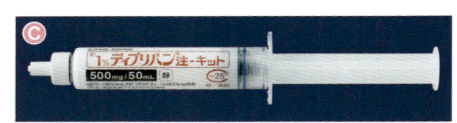

Ⓒ

プレフィルド製剤の例
(写真提供：アストラゼネカ株式会社)

輸液セットの選択

使用すべき点滴筒と接続部およびポンプ使用の有無が決まれば選択すべき輸液セットが決定する（下表および図2）．

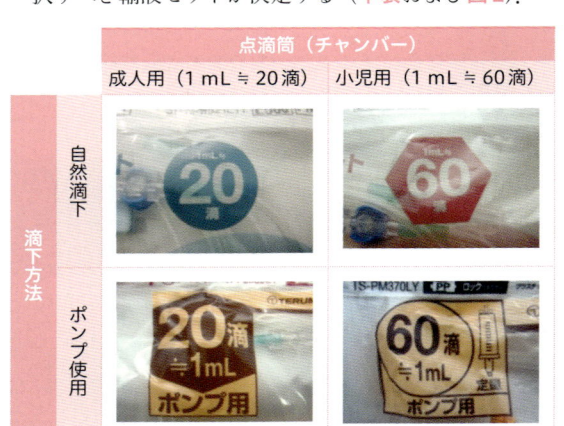

滴下方法	点滴筒（チャンバー）	
	成人用（1 mL ≒ 20滴）	小児用（1 mL ≒ 60滴）
自然滴下	20滴	60滴
ポンプ使用	20滴 ≒ 1mL ポンプ用	60滴 ≒ 1mL ポンプ用

63

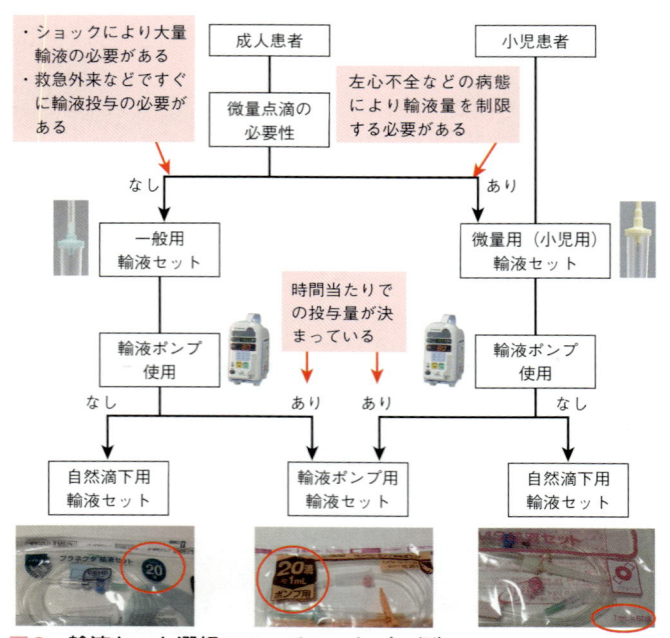

図2 輸液セット選択フローチャート（一例）

- 成人患者
  - 微量点滴の必要性
    - ショックにより大量輸液の必要がある
    - 救急外来などですぐに輸液投与の必要がある
    → なし
      - 一般用輸液セット
        - 輸液ポンプ使用
          - なし → 自然滴下用輸液セット
          - あり（時間当たりでの投与量が決まっている）→ 輸液ポンプ用輸液セット
- 小児患者
  - 左心不全などの病態により輸液量を制限する必要がある → あり
    - 微量用（小児用）輸液セット
      - 輸液ポンプ使用
        - あり（時間当たりでの投与量が決まっている）→ 輸液ポンプ用輸液セット
        - なし → 自然滴下用輸液セット

筆者の施設での救急外来における簡便な選択方法を示した

また，カテーテル関連血流感染予防のため閉鎖式輸液回路システム（図3）も製造されている．

輸液ポンプやシリンジポンプを使用する際は，専用の輸液セットやシリンジが決まっているため選択にあたっては気をつけること．

図3 閉鎖式輸液回路システム

輸液ルートの接続や三方活栓の操作による微生物の侵入を防ぐために開発されたもの．輸液ラインが一体化しており，接続部に使用されている特殊ゴムにより輸液製剤を外気と触れることなく注入することができる

輸液セットの作り方

●ルートの組み合わせ方（例：成人で自然滴下の場合）

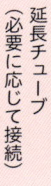

	閉鎖式輸液回路	接続例
使用する器具	輸液セット 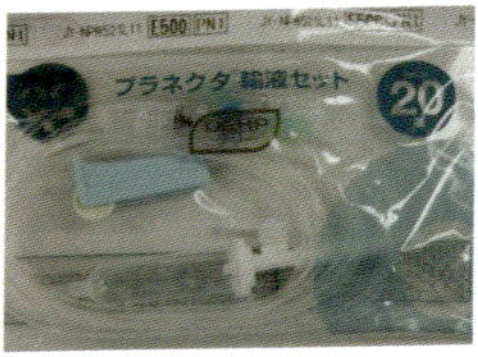	ショックにより大量輸液の必要があるため成人用を使用
	延長チューブ（必要に応じて接続）ロック式延長チューブ 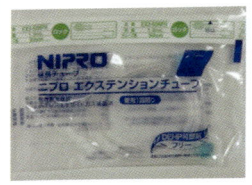	簡単にはずれないようロック式を使用

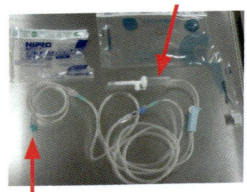

●ルートの作り方

①輸液ボトルと輸液セットを接続する（輸液ボトルにびん針を刺す）

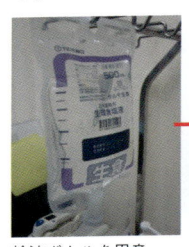

輸液ボトルを用意

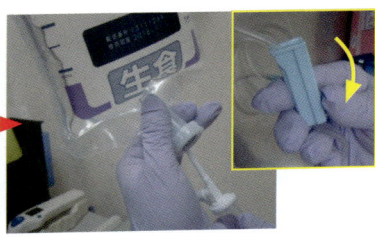

クレンメを閉じて（黄色枠内）ボトルにびん針を刺す

65

②点滴筒を薬液で満たす(クレンメを閉じたまま筒をポンピングする)

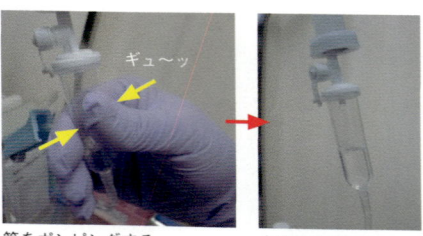

筒をポンピングする
(ギュ～ッとする)

点滴筒を満たす
(液面の1/3～1/2)

③ルートを薬液で満たす(プライミング)

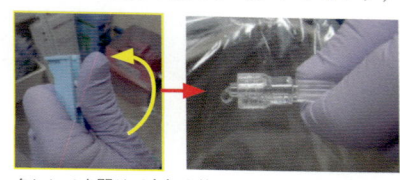

クレンメを開けて空気を抜きながらルートを薬液で満たす

● 三方活栓の使用を考慮する場合

- 別ルートを追加する場合(造影剤ルートや輸血など)
- 薬剤投与を行う場合(輸血のポンピングなど)

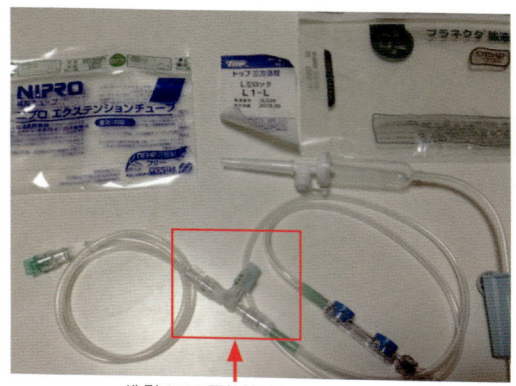

造影CTの可能性があるため
三方活栓を使用

Advance

急速輸液・輸血装置[2)3)]

(野村　悠)

危機的出血など急速大量輸液・輸血の必要な症例に対しては通常の輸液・輸血セットによる自然滴下やポンピングだけでは対応が間に合わない．この場合に使用する機器として急速輸液・輸血装置がある．過去には複数のローラーポンプ式輸液装置が存在したが空気注入事故の報告が続いたため，現在では加圧型急速輸液・輸血装置であるレベル1システム1000（D）を使用している施設が多い．この機器には加温装置も配備されており30,000 mL/時間の流速でも体温レベルに加温された輸液の投与が可能である．

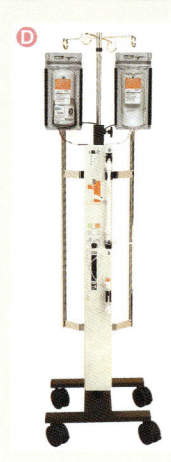

【製】 急速輸液輸血加温装置レベル1システム1000
（写真提供：スミスメディカル・ジャパン株式会社）

文献

1) 「看護技術がみえる vol.2 臨床看護技術」（医療情報科学研究所/編），メディックメディア，2013
2) 折井 亮：急速輸血機器におけるリスクマネジメント．医科器械学，77：564-568，2007
3) 松島一英：外傷と蘇生．INTENSIVIST，2：467-478，2010

(鈴木(石橋) 麻帆)

第2章 輸血に使用する器具
① 末梢ルート

2 輸血セット

> **用 途**
> 血液製剤を投与するための専用ルート

血液製剤は主に，赤血球製剤・血小板製剤・新鮮凍結血漿である．投与時は，輸液用とは違い，輸血専用のルートが用いられる．輸血専用ルートの特徴としては，血液製剤中の凝集塊をろ過することを目的とした，ろ過筒・ろ過網があり，輸液用ルートとは異なる構造をしており，血液製剤ごとに使い分けられる．
また症例によっては加温することもあり，いくつかの加温器があるため以下に説明する．

1 フィルターの種類と選び方

輸血用ルートは，赤血球・血漿用ルートと血小板用ルートの2種類がある．赤血球・血漿用ルートにはろ過筒，血小板用ルートにはろ過網がついており，それぞれついている場所も違うので注意する．

種 類	赤血球・血漿用ルート（Ⓐ）	血小板用ルート（Ⓑ）
適応製剤	赤血球製剤 新鮮凍結血漿	血小板製剤
ろ過の場所	点滴筒の上部	コネクター部分
ろ過フィルターの口径	175〜210 μm	140〜170 μm
凝集塊の大きさ	> 170 μm	≦ 170 μm

※凝集塊の違いにより血小板は赤血球より小さいためろ過網というメッシュの細かいものを使用している

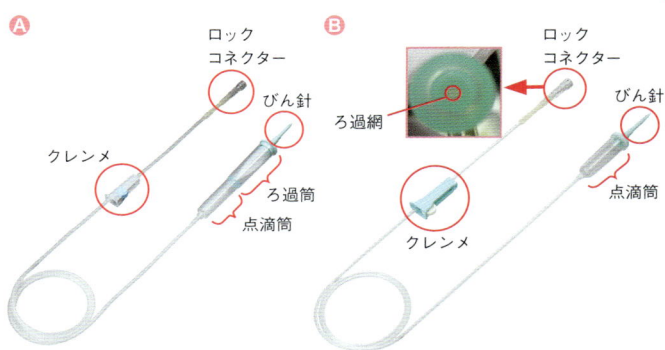

Ⓐ 赤血球・血漿用ルート
【製】テルフュージョン® 輸血セット TB-U300L
(写真提供:テルモ株式会社)

ラベル: ロックコネクター、びん針、クレンメ、ろ過筒、点滴筒

Ⓑ 血小板用ルート
【製】テルフュージョン® 血小板輸血セット TH-U300L
(写真提供:テルモ株式会社)

ラベル: ろ過網、ロックコネクター、びん針、クレンメ、点滴筒

2 加温器

加温しながら輸血する(後述)場合,血液専用加温器を使用する.加温器には温風循環方式,水槽型,乾熱式,二重チューブ式の4種類がある[2].

形式	温風循環方式	水槽型	二重チューブ式	乾熱式
しくみ	加温された保管庫に製剤を置いておく	水槽内の水を温め,製剤を通したコイルを中に浸す	内管を製剤,外管を加温水が循環することで加温する	製剤ルートを熱板で挟み加温する
製品例	保温庫	ウォーマーコイル (Ⓒ)	ホットライン (Ⓓ)	レンジャー(Ⓔ) アニメック(Ⓕ)

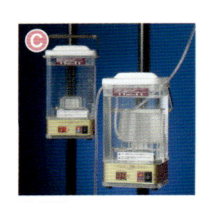

Ⓒ 水槽型
【製】八光血液加温器 HBW-10
(写真提供:株式会社八光)

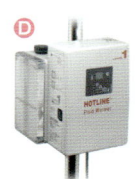

Ⓓ 二重チューブ式
【製】輸血輸液加温装置 レベル1 ホットライン
(写真提供:スミスメディカル・ジャパン株式会社)

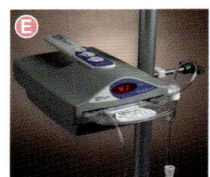

Ⓔ 乾熱式
【製】3M レンジャー 血液・輸液ウォーミング装置 モデル24500
(写真提供:日本光電工業株式会社)

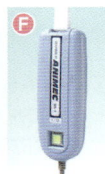

Ⓕ 乾熱式
【製】ANIMEC SA-1
(写真提供:エルテック株式会社)

ルート接続時の注意点

- 投与する血液製剤にあわせた輸液セットを使用する（下表）
- 輸血口にまっすぐ根元まで刺しルートを満たす
- 注意点：斜めに刺すとバックが破損したり，刺し方が緩いと隙間から製剤がもれてくることがある

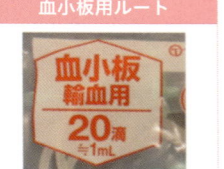

赤血球・血漿用ルート	血小板用ルート
輸血用 20滴≒1mL ポンプ用	血小板輸血用 20滴≒1mL

加温の必要性

通常の輸血では加温の必要はない．

《加温の適応》[3]
① 100 mL/分を超える急速輸血
② 30分以上にわたる50 mL/分を超える成人の急速輸血
③ 心肺バイパス術の復温期における輸血
④ 新生児の交換輸血
⑤ 15 mL/kg/時を超える小児の輸血
⑥ 重症寒冷自己免疫性溶血性貧血患者への輸血

- 手術や外傷などで緊急に輸血する場合に保冷されている赤血球製剤などをそのまま輸血すると患者の体温が低下する可能性がある
- 40℃以上で加温すると赤血球は溶血するため注意する．また，加温器を用いた輸血事故が報告されている[4]ことから，加温器を使用する場合にはその取り扱い，保守点検に十分配慮すること

文献
1) 「看護技術がみえる vol.2 臨床看護技術」（医療情報科学研究所/編），メディックメディア，2013
2) 奥山美里，阿尾真里：体温管理と体液管理ポイント23．オペナーシング，27：406-420，2012
3) 日本赤十字社：輸血用血液製剤取り扱いマニュアル，2014年9月改訂版
4) 日本赤十字社中央センター医薬情報部：輸血情報9602-18

（木幡 薫）

第2章 輸血に使用する器具
❷ 中心静脈ルート

中心静脈カテーテル

> **用 途**
> - 血管炎や壊死の可能性がある薬剤※
> - 末梢静脈路が確保できない場合
> - 中心静脈酸素飽和度や中心静脈圧のモニタリング
> - 腎代替療法（血液透析）

↳ この項では長期留置型中心静脈カテーテル（トンネル型やポート）と透析用カテーテルは扱わず，❶ 非トンネル型中心静脈カテーテル（一般的に中心静脈カテーテルと呼ばれるタイプ）と ❷ 末梢挿入型中心静脈カテーテルについて解説する．

> ※中心静脈カテーテルからの投与が望ましい薬剤の例：
> - ノルアドレナリンやドブタミンなどのカテコラミン製剤
> - 高濃度のカリウム製剤
> - 高カロリー輸液

1 非トンネル型中心静脈カテーテル（CVC）

名 称	CVカテーテル（central venous catheter：CVC），中心静脈カテーテル（Ⓐ）
種 類	ルーメンの数（シングル〜クワッド）とカテーテルの長さで種類分けされる．長さはアプローチ場所により選択する（後述）
使用方法	一般的なセルジンガー法（ガイドワイヤーに沿わせてカテーテルを挿入する方法）を紹介する（図1：細かい手技は省略）
備 考	現在は超音波ガイド下中心静脈穿刺（超音波をリアルタイムで見ながら穿刺をする方法）が従来のランドマーク法（解剖学的指標を参考に穿刺する方法）よりも合併症軽減のために一般的となっている．未熟な術者ではより合併症を減らせる傾向があり，患者が落ち着いている場合は最も推奨される

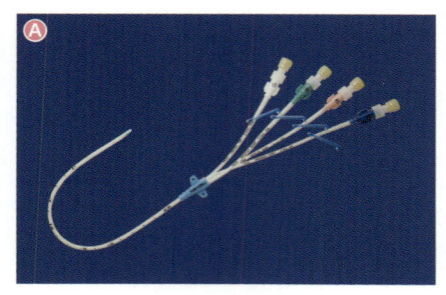

非トンネル型中心静脈カテーテル
【製】SMAC™ プラス
(写真提供：日本コヴィディエン株式会社)

①各キットに準じた方法で穿刺
（次ページ「アプローチ場所」参照）

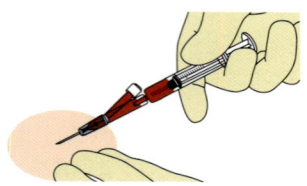

②ガイドワイヤーを挿入

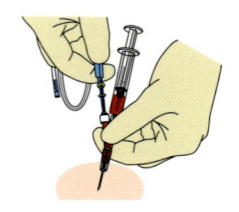

③皮膚切開をしてダイレーターを挿入

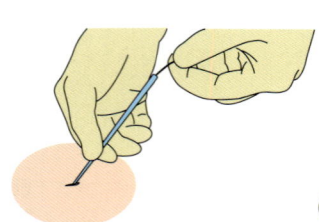

④ダイレーターを抜去しカテーテル本体を目標の長さまで挿入

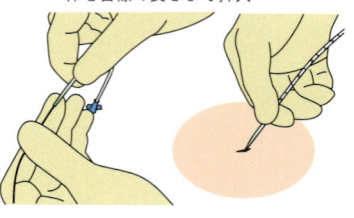

⑤キットの固定器具をカテーテルに装着し皮膚に固定する

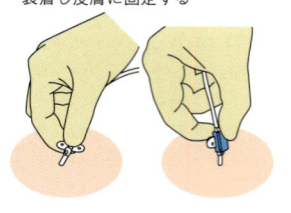

⑥X線で位置を確認

図1　セルジンガー法によるカテーテルの挿入

「マイクロニードル セルジンガー キット 使用方法」より引用
（提供：日本コヴィディエン株式会社）

● アプローチ場所[1]

内頸静脈	・右内頸静脈からの挿入が最も頻用される ・気胸のリスクは少ない
鎖骨下静脈	・米国疾病対策センター（CDC）では第一選択 ・患者にとっては最も邪魔にならない ・気胸，血胸のリスクがある
大腿静脈	・内頸静脈，鎖骨下静脈と比べ，留置後のカテーテル関連感染症と血栓形成が多いため避けることが推奨されている ・緊急時は最も容易に確保できる

● ルーメン数の選択

- 使用が予想される薬剤の種類や量によって選択する．
- 集中治療室では同時に薬剤投与が必要なことが多く，微量の薬剤の持続投与（特にカテコラミン投与）のためにトリプルルーメン以上が必要となることがほとんどである．
  例）
  - メインルート（細胞外液の持続投与，抗菌薬，プロトンポンプ阻害薬などの静注など）
  - カテコラミンルート（ノルアドレナリン，バソプレッシン，ドブタミンなど）
  - 鎮静薬ルート（フェンタニル，ミダゾラム，デクスメデトミジンなど）

● カテーテルの留置場所[2,3]

- 内頸静脈，鎖骨下静脈アプローチではカテーテルの先端が上大静脈の近位部，理想的には右心房との境界の2〜3 cm上大静脈側に留置されるようにする．右心房内に留置されると不整脈，心破裂，感染性心内膜炎のリスクとなる
- X線上は気管分岐部の上下2 cm以内，第三肋間前面あたりが理想的となる
- 左鎖骨下静脈や左内頸静脈アプローチのときはカテーテル先端が上大静脈の壁に垂直に当たる場所に留置しないように注意する（図2）
- 大腿静脈アプローチではカテーテル先端を下大静脈に

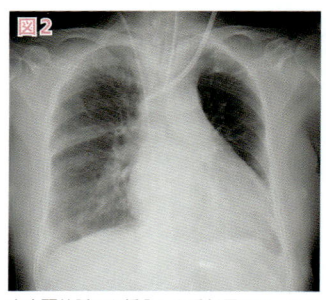

図2

左内頸静脈から挿入した透析用カテーテルが上大静脈の壁に垂直にあたっている．右内頸静脈から挿入したCVCの位置は適切

留置することが推奨されるが，総腸骨静脈内であっても短期間なら問題なく使用できることが多い

●挿入カテーテルの長さの推定式（米国からの報告[4]）

右内頸静脈：　　　身長Ht（cm）/10 − 1 cm
右鎖骨下静脈：　　Ht（cm）/10 − 2 cm
左内頸静脈：　　　Ht/10 + 4 cm
左鎖骨下静脈：　　Ht/10 + 2 cm

大腿静脈アプローチのときは30〜40 cmで留置されることが多い．

2 末梢挿入型中心静脈カテーテル（PICC）

名　称	PICC（peripherally inserted central venous catheter）（Ⓑ），ピック
種　類	・ルーメンの数（シングルorダブル）とカテーテルの長さで種類分けされる ・グローション®カテーテル（後述MEMO参照）を用いる施設もある
使用方法	❶ CVCで紹介した方法と同様にセルジンガー法で挿入するキットもあるが，ここでは違う方法（グローション®カテーテルでの挿入法）を説明する（図3：細かい手技は省略）
備　考	この方法では，ガイドワイヤーに沿わせないでカテーテル本体を挿入するため，カテーテル本体にカテーテルの強度を維持するためのワイヤーが挿入されており，挿入後に抜去する

Ⓑ

末梢挿入型中心静脈カテーテル
【製】Argyle™ PICC キット
（写真提供：日本コヴィディエン株式会社）

①各キットに準じた方法で穿刺，ガイドワイヤーを挿入

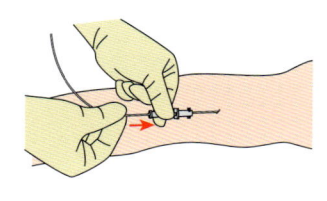

②皮膚切開をしてイントロデューサーを挿入

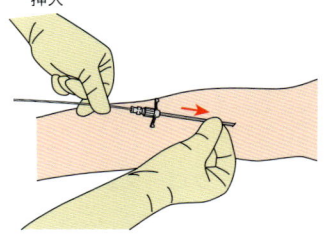

③イントロデューサーの中にカテーテル本体を挿入して目標の長さまで進める

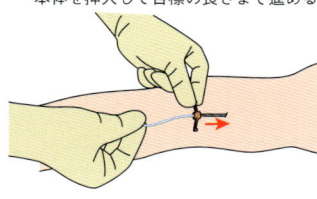

④イントロデューサーをピールアウト（裂いてはずすこと）する

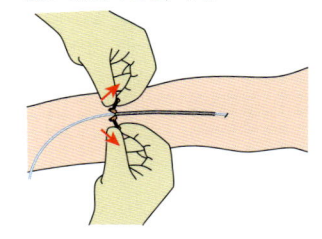

⑤キットの固定器具でカテーテルを皮膚に固定する

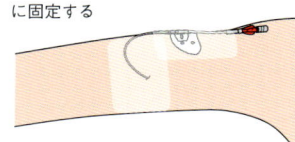

⑥X線で位置を確認

図3 グローション®カテーテルでの挿入

株式会社メディコンのサイトより引用

● アプローチ場所

尺側皮静脈，橈側皮静脈が正中皮静脈より好まれる．留置には肘窩より中枢側の上腕が好ましいが，上腕に留置するには超音波ガイド下穿刺が必要となることが多い．

● 留置する長さ

PICCではCVC留置のときのような推定式はなく，留置する長さは穿刺位置，体型により大きく異なるため，あらかじめ体表から第3肋間までの距離を測定し，留置する長さを決めておく方がよい．また静脈路確保目的（末梢静脈ライン確保困難時など）のみであれば必ずしも先端を上大静脈まで進める必要はない．

MEMO

グローション®カテーテルとは

グローション®カテーテルはカテーテル先端に，血栓形成をコントロールする特殊なバルブ機構をもつ点で一般的なPICCと異なる（図4）．

図4 グローション®カテーテルの3Wayバルブ機構

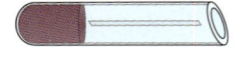

閉鎖（closed）
静止状態
（neutral pressure）

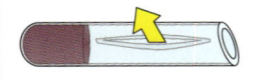

注入（infusion）
陽圧状態
（positive pressure）

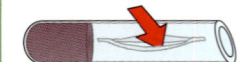

吸引（aspiration）
陰圧状態
（negative pressure）

株式会社メディコンのサイトより引用

CVCかPICCか

一般的には急性期や集中治療領域ではCVCが用いられることが多く，慢性期や在宅でPICCが用いられることが多いが，明確な使い分けはない．筆者の施設では急性期はほとんどの場合CVCが用いられ，PICCは長期抗菌薬投与が必要な骨髄炎患者や末梢静脈確保が困難な全身状態安定した患者に限られる．以下にCVCとPICCそれぞれの利点について挙げる．

CVCの利点	PICCの利点
・トリプルルーメン以上のカテーテルが挿入できるため同時に多種の薬剤投与が可能である（特に集中治療領域で有用） ・内腔が広く，長さも短いため点滴の急速投与が可能である ・右内頸動脈からアプローチした場合，カテーテル先端の迷入が少ない	・感染のリスクが低い（※） ・気胸や血胸のリスクがほぼない ・誤って動脈の穿刺をしても圧迫止血がしやすい ・カテーテル挿入手技中の患者への心理的負担が少ない

※ PICCはCVCよりもカテーテル関連血流感染症（CRBSI）のリスクが低いとされるが，外来でPICCを使用する場合は感染率が低いエビデンスはあるものの，重症患者においては明確なエビデンスはない．

● 中心静脈留置後の注意

出血，カテーテル関連血流感染症が留置後の問題となるため毎日穿刺部を確認すること．

ルートの接続はロック式を用いる（接続部の脱落による大量出血からの死亡例あり）．

⭐ Advance

プリセップCVオキシメトリーカテーテル（ⓒ）について

持続的に中心静脈血酸素飽和度（$ScvO_2$）が測定可能なCVCである．重症患者において，循環血漿量の減少などで末梢組織への酸素供給量が低下したり，敗血症などで末梢組織での酸素需要が増加すると，末梢組織における相対的酸素不足が生じる．それに反応するように末梢組織は運搬される酸素を極限まで取り込もうとするため，静脈に戻ってくる血液中の酸素飽和度が下がり，結果として$ScvO_2$は低下する．これにより$ScvO_2$は末梢組織での酸素の需要と供給のバランスを反映するため，集中治療領域では有用な指標となり，敗血症のガイドラインであるSurviving Sepsis Campaignでは$ScvO_2 > 70\%$を達成することが推奨されている．

また本製品は通常のCVCと同様にも使用可能であり，ダブルルーメンとトリプルルーメンが選択できる．

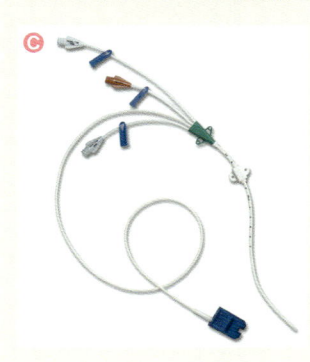

【製】プリセップCVオキシメトリーカテーテル
（写真提供：エドワーズライフサイエンス株式会社）

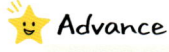

⭐ Advance

輸液フィルターについて

中心静脈カテーテル使用時に輸液フィルター（ⓓ）を使用するべきか否かについては議論のあるところである．日本静脈経腸栄養学会

のガイドラインでは，中心静脈栄養を前提としているが輸液フィルターの使用を推奨している．その一方で，米国疾病対策センター（CDC）は2002年のガイドラインで輸液フィルターのルーチンでの使用は必要ないとしており，改訂された2011年のガイドラインでは輸液フィルターについての記述自体がされていない[5]．現在のところ，輸液フィルターでCRBSIや静脈炎が減少したという明確なエビデンスはないため，エキスパートオピニオンにより各施設で適応が決められているのが現状である．フィルターを推奨するエキスパートオピニオンとして病棟で無菌管理でなく薬剤の溶注を行っている場合は必要とする意見や，三方活栓を使用しており菌が混入する可能性があるときは使用すべきとする意見がある．ちなみに筆者の施設では使用していない．

下に輸液フィルターのメリットとデメリットをまとめた．

メリット	デメリット
・輸液中の細菌や異物（アルコール綿の繊維，アンプルのガラスなど），薬剤配合で生じた沈殿物，空気を補足できる（in vitroでの結果で臨床的意義は不明） ・カテーテル関連感染症を減らせるとするエキスパートオピニオンがある	・輸液フィルターを通せない薬剤があるため，薬剤の区別で業務が煩雑になる ・輸液フィルターがカテーテル関連感染症を減少したという明確なエビデンスがない ・輸液フィルターによって薬剤の効能が変化する可能性がある ・コストがかかる

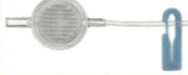

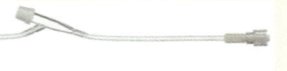

D

【製】テルフュージョン® ファイナルフィルターPS
（写真提供：テルモ株式会社）

文献

1) Hamilton HC & Foxcroft DR：Central venous access sites for the prevention of venous thrombosis, stenosis and infection in patients requiring long-term intravenous therapy. Cochrane Database Syst Rev, ：CD004084, 2007
2) Czepizak CA, et al：Evaluation of formulas for optimal positioning of central venous catheters. Chest, 107：1662-1664, 1995
3) 「ICUブック 第3版」（Marino PL/著, 稲田英一/監訳），メディカルサイエンスインターナショナル, 2008
4) Czepizak CA, et al：Evaluation of formulas for optimal positioning of central venous catheters. Chest, 107：1662-1664, 1995
5) O'Grady NP, et al：Guidelines for the prevention of intravascular catheter-related infections. Am J Infect Control, 39：S1-34, 2011

（内藤貴基）

| 第2章 輸血に使用する器具 | ③ 動脈ライン |

動脈圧ライン

用途

直接動脈にカテーテルを挿入し，圧トランスデューサーを用いて血圧を測定する方法（観血的動脈圧測定）

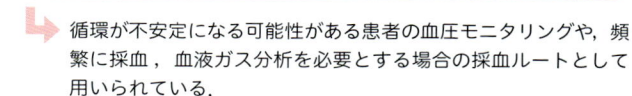

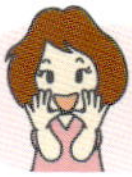

↳ 循環が不安定になる可能性がある患者の血圧モニタリングや，頻繁に採血，血液ガス分析を必要とする場合の採血ルートとして用いられている．

動脈圧ライン作成用の器具

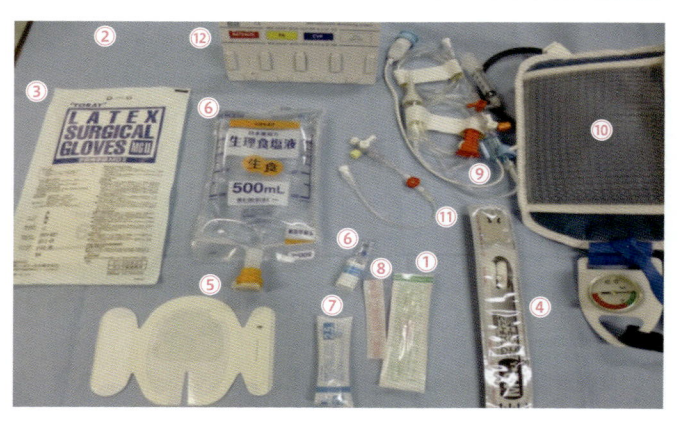

● 穿刺に必要な器具
　①留置針（20〜22G）
　②処置シーツ
　③滅菌手袋
　④消毒用イソジン
　⑤固定用テープ

● 回路を作成するのに必要な器具
⑥ヘパリン加生理食塩（2～10 単位/mL 程度）
⑦シリンジ
⑧針（18～23G）
⑨モニターキット（Ⓐ～Ⓒ）
⑩加圧バッグ（Ⓓ）
⑪耐圧チューブ（⑨モニターキット内）

● 測定に必要な物品
⑫測定用回路（固定キット）

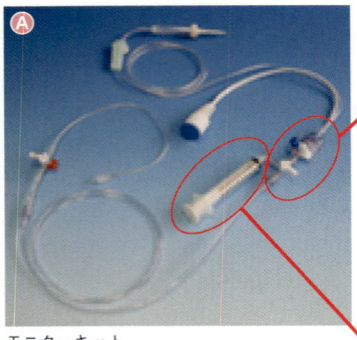

モニターキット
（写真提供：日本光電工業株式会社）

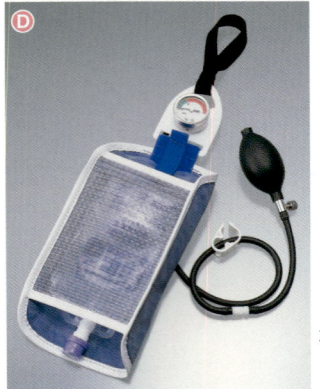

圧トランスデューサー
【製】TruWave ディスポーザブル圧トランスデューサー
（写真提供：エドワーズライフサイエンス株式会社）

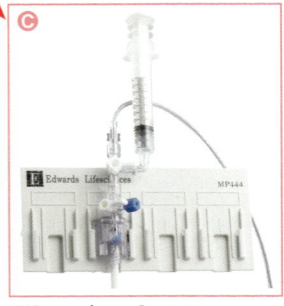

血液サンプリングシステム
【製】VAMP Flex
（写真提供：エドワーズライフサイエンス株式会社）

加圧バッグ
【製】メディクイック® プラス
（写真提供：テルモ株式会社）

ルートの作り方

①生理食塩水 500 mL のボトルにヘパリンを入れる．針を残して，シリンジをはずし，空気を抜く

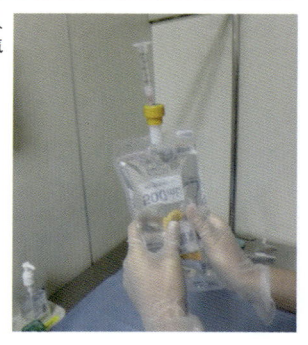

②ヘパリン加生理食塩水を加圧バッグに入れ，測定用回路を接続し，ルート内に気泡が入らないように，ゆっくりヘパリン加生理食塩水を満たす

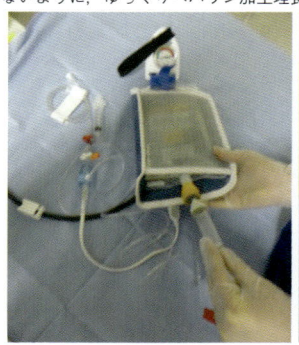

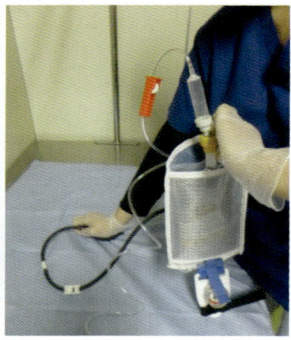

③加圧バッグの圧を 400 kPa まで上げ，加圧バッグ接続部をクランプする

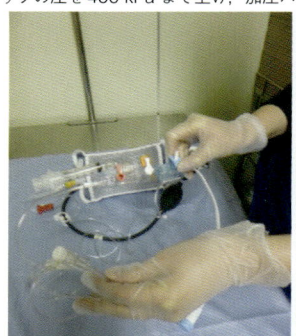

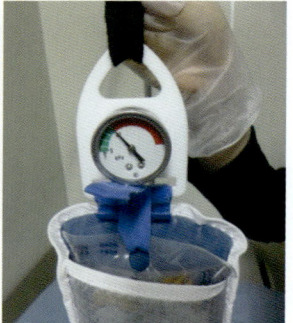

まとめ

●動脈圧ラインの適応
術後やショックなどによる循環動態不安定な状態であり、持続的に血圧モニタリングを行う必要がある患者や、頻回に採血を行う必要がある患者。

●CVP（中心静脈圧）測定など圧モニターは同様のキットで測定可能。

●CVP測定の適応
循環血液量の過不足や心機能低下、ショックや脱水の状態を評価する必要がある患者。

●モニターキットについて
動脈ラインをはじめとした観血的圧ラインは、血管内に直接挿入されたカニューレから伝わる圧力が圧トランスデューサーで電気信号に変換されている[1]。それにより血圧を連続的に、また精度よくモニタリングが可能である。

正確な圧を伝えるために、圧ラインで使用されるカテーテルは汎用チューブと比べて固く太めの耐圧チューブが使用される[2]。ロック式コネクタ付きチューブが耐圧チューブであるという誤解がみられるが、チューブの性質そのものが異なるので注意。

モニターキットはカテーテルの凝結予防のためヘパリン加生食で満たされている。カテーテルに装着されているフラッシュ装置と加圧バックを適切な圧に設定することで、ヘパリン加生食が連続的に灌流されている。

文献

1) 中島章夫：血圧センサの最新動向　圧力トランスデューサ関連製品の現状．医療機器学，80：38-42，2010
2) 上田香織：観血的動脈圧モニター．ハートナーシング，25：122-127，2012

（河東（金子）あゆみ）

Advance

循環管理モニター（表1） (楳川紗理)

1. フロートラック センサー（E）
既存の動脈圧ラインから得られる圧波形情報に基づいて，連続的に動脈圧，心拍出量（CO），一回拍出量（SV），一回拍出量変化（SVV），体血管抵抗などを測定できる．プリセップCVオキシメトリーカテーテル（H：2章2 77ページ参照）などに接続しモニタリング範囲の拡張が可能．

2. ビジレオ モニター（F）
フロートラック センサーを併用して連続的に動脈圧心拍出量を測定．一回拍出量，一回拍出量変化も測定可能．患者のベッドサイドモニターと接続し連続的に体血管抵抗（SVR）を算出したり，プリセップCVオキシメトリーカテーテルを使用すれば中心静脈血酸素飽和度（$ScvO_2$）と混合静脈血酸素飽和度（SvO_2）を測定することも可能．

3. EV1000クリニカルプラットフォーム（G）
フロートラック センサー，プリセップCVオキシメトリーカテーテル（H）とともに使用することで，数値化された患者の循環動態に関する情報をよりわかりやすく視覚化できるモニターシステム．経肺熱希釈法による独自のアルゴリズムにより肺血管外水分量（EVLW），肺血管透過性係数（PVPI），全拡張終期容量（GEDV），全心駆出率（GEF），連続的な心拍出量（CCO），一回拍出量，体血管抵抗，一回拍出量変化などの循環パラメーターを測定・算出することができる．

4. PiCCO（Pulse index Continuous Cardiac Output）（I）
経肺熱希釈法により独自のアルゴリズムでEV1000と同様な循環パラメーターを測定・産出することができる．通常の中心静脈ラインとPiCCO専用の動脈ラインが必要．

5. Swan-Ganzカテーテル（肺動脈カテーテル）（J）
内頸静脈，大腿静脈などからカテーテルを挿入し，カテーテルの先端を肺動脈内に留置する．中心静脈血酸素飽和度，中心静脈圧，右房圧，右室圧，肺動脈圧を計測することができる．先端のバルーンを膨らませることにより肺動脈楔入圧，冷水を注入することで熱希釈法による心拍出量計測も可能．

E

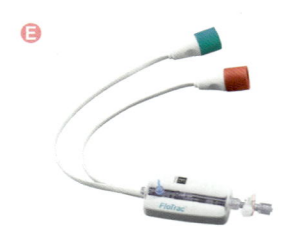

【製】フロートラック センサー
(写真提供：エドワーズライフサイエンス株式会社)

F

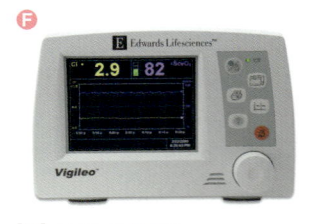

【製】ビジレオ モニター
(写真提供：エドワーズライフサイエンス株式会社)

G

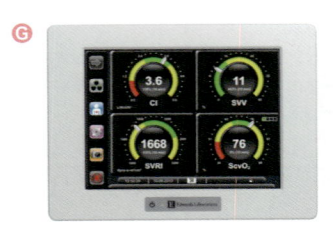

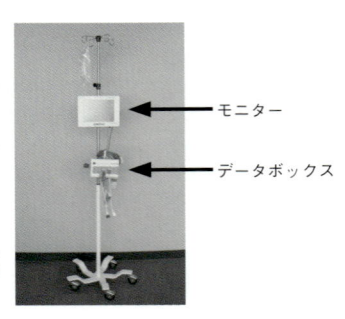

【製】EV1000 クリニカルプラットフォーム
(写真提供：エドワーズライフサイエンス株式会社)

← モニター
← データボックス

H

【製】プリセップCV オキシメトリーカテーテル
(写真提供：エドワーズライフサイエンス株式会社)

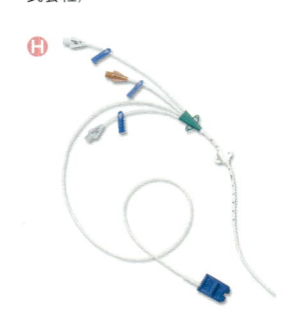

I

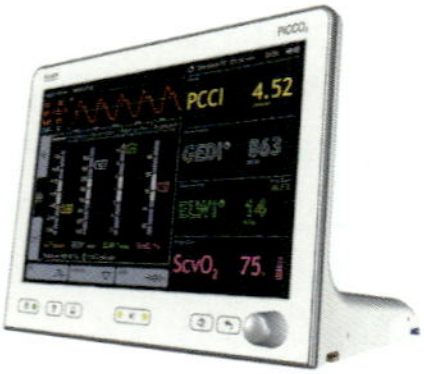

【製】循環動態モニタ PiCCO2
(写真提供：株式会社東機貿)

J

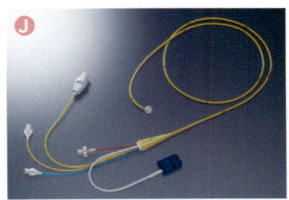

【製】Swan-Ganz カテーテル
(スワンガンツ・オキシメトリー・サーモダイリューション・カテーテル)
(写真提供：エドワーズライフサイエンス株式会社)

表1 対応するラインと測定できるパラメーター

		動脈ライン	フロートラックセンサー	中心静脈ライン	CO/CI	SVV	SVR/SVRI	GEDV	EVLW	PVPI	ScvO$_2$
ビジレオモニター	CVカテーテルなし	通常の動脈ライン	要	不要	○	○	×	×	×	×	○ (※1)
	CVカテーテルあり	通常の動脈ライン	要	通常のCVカテーテル(※2), プリセップCVオキシメトリーカテーテル, ペディアサット・オキシメトリーカテーテルなど	○	○	○ (※2)	×	×	×	○ (※1) (※2)
EV1000クリニカルプラットフォーム		通常の動脈ライン	要	プリセップCVオキシメトリーカテーテル, ボリュームビューカテーテルなど	○	○	○	○	○	○	○ (※1)
PiCCO		PiCCO動脈用カテーテル(専用ライン)	不要	・通常の中心静脈カテーテル〔PiCCO専用の冷水注入センサー(PV4046)を途中につなぐ必要あり〕 ・CeVOXプローベの併用でScvO$_2$測定可能	○	○	○	○	○	○	△ (※3)

※1：プリセップCVオキシメトリーカテーテルを併用した場合
※2：通常のCVカテーテルを接続した場合，SVR/SVRIまで測定可能，ScvO$_2$は不可能
※3：CeVOXプローベを併用した場合

第3章 小外科で使用する器具　❶ つまむ道具

鑷子（ピンセット）

用途

人間の手指では操作困難なレベルの微細（精密）な作業を行うための道具

⤵　「皮膚や筋膜など損傷しにくいものをつまむ道具」と「血管や腸管壁など損傷しやすいものをつまむ道具」に分かれる．
多くの器具で，先端に滑り止めの工夫がなされており，大きな違いとして滑り予防のための鉤がついた「有鈎」とついていない「無鈎」とがある．ほかに先端の幅や大きさ，溝の入り方などの違いにより多くの鑷子が存在する．

1 有鈎鑷子

特　徴	・先端がカギ状になって（爪がついて）いる（❹円内）．これを鉤という ・組織をしっかり把持できる
類似器具との違い	無鈎鑷子よりしっかり把持できる
使用場面	・皮膚や筋膜などの把持の際に使用 ・腹部手術においては開腹する前まで

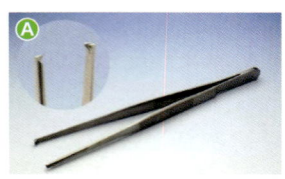

有鈎鑷子
（写真提供：株式会社ホスピタルサービス）

2 無鈎鑷子

特　徴	先端が平担になっている（横溝の滑り止めつき）（B円内）
類似器具との違い	血管や腸管など脆弱な組織を損傷せずに把持できる
使用場面	・ ❶の有鈎鑷子以外で把持する場合は基本的にこれを用いて把持する ・ 腹部手術では体内で主に使用する

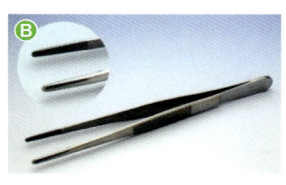

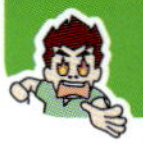

無鈎鑷子
（写真提供：株式会社ホスピタルサービス）

3 アドソン鑷子

特　徴	・ 先端が細く緻密な作業に向いている ・ 有鈎と無鈎がある	
類似器具との違い	通常の鑷子（❶や❷）よりも先頭（組織把持面）が細い	
使用場面	・ 手術創の小さな手術の表層での操作で細部の組織を把持する ・ 真皮縫合時に使用すると便利	
鈎の有無	無鈎（C）	有鈎（D）
把持面	横溝	・ 3双では把持面先端に鈎がつく ・ 5双以上では把持面両端を囲うように鈎がつく
使用部位	皮膚	

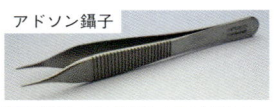

アドソン鑷子
写真提供：株式会社ホスピタルサービス

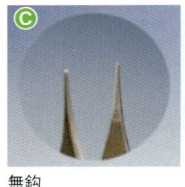

無鈎 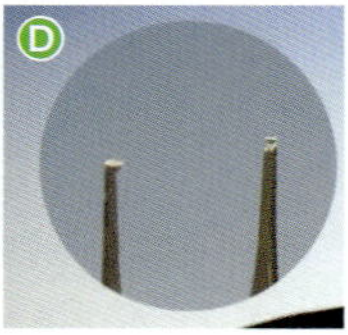　　　　有鈎

87

4 ダイヤモンド鑷子

特徴	・先端部（把持面：**E** 円内）を特殊なチップで加工した精密な鑷子 ・先端の硬度はダイヤモンドと同等 ・金属の鑷子のように滑ることがないので，柔らかい組織の把持に向いている
類似器具との違い	汚染に強い
使用場面	・腹腔内剥離操作[3]，血管操作，眼科や歯科手術 ・一般的な外来処置にはあまり用いられない

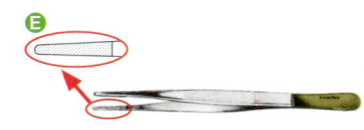

E

ダイヤモンド鑷子
【製】ケイセイ外科一般鑷子 細目ダイヤ付13cm
（写真提供：ケイセイ医科工業株式会社）

5 異物鑷子

大きさ，形ともさまざまな種類があり，耳鼻科用から眼科用まで各種ある．目的とする異物を把持するためにふさわしい形状のものを用いる．

特徴	先に角度がついているものもあるなど，大きさ，形状ともさまざまで，耳鼻科用，眼科用など各種ある（**F**〜**H**）
類似器具との違い	先端はかなり細かいものも把持できるようになっていることが多い
使用場面	異物の除去（棘，魚骨，石など）

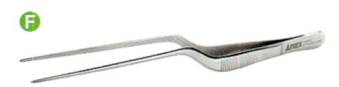

F

異物鑷子
【製】ルーチェピンセット
（写真提供：株式会社ミネシマ）

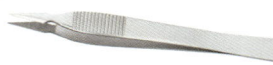

G

異物除去鑷子
（写真提供：株式会社プロミクロス）

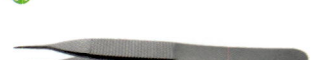

H

【製】ソープ氏角膜異物鑷子 ミクロファイン
（写真提供：株式会社イナミ）

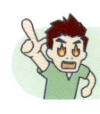

どう使い分ける？

● 器具の選択
鉤の有無（表1）＋ 先端の形状（表2）⇔ つまむ部位（表3）
により選択する．

表1　鉤の有無

鉤の有無	無鉤	有鉤
特徴	・把持力が弱い ・臓器を損傷しにくい ・把持面に滑り止めの溝がついている	・確実に把持できる ・強い組織以外では損傷をきたす
使用部位	・粘膜や血管，リンパ節，腸管など皮膚と筋膜を除いたすべての臓器 ・腹部手術では主に体内で使用	・皮膚，皮下組織 ・筋膜，腱 ・腹部手術では開腹以後は使用しない
形状		

　無鉤鑷子類はそれぞれの把持面において滑り止めのために溝がついている．各鑷子間での違いを提示する（表2）．

表2　各（無鉤）鑷子の把持面の違い

	無鉤鑷子	アドソン鑷子	ダイヤモンド鑷子	異物鑷子
溝の形状	横溝	横溝	ダイヤモンドチップ	ないことが多い
使用場面	ガーゼ挿入綿球など衛生材料の把持	表層の細部組織	腹腔内剥離操作や血管操作など繊細な組織	細かい異物の除去

表3 各器具と一般的な使用部位

	有鉤鑷子	無鉤鑷子	アドソン鑷子	ダイヤモンド鑷子	異物鑷子
真皮・筋膜	○	△	△〜○	×	×
糸，腸管など	△〜×	○	△	△	×
眼科，形成外科処置	△	△	△	○	×
異物など	△	△	△	△	○

○：通常使用する，△：場合により使用する，×：使用しない

● 鑷子・鉗子・メス・剪刀の使い分けについては3章3-2「剪刀（はさみ）」105ページの表も参照．

文献

1) 「標準外科学　第13版」（加藤治文/監，畠山勝義，他/編），医学書院，2013
2) 「外科の基本―手術前後の患者さんを診る　レジデントノート増刊　Vol.14 No.17」（畑 啓昭/編），羊土社，2013
3) 「手術室の器械・器具　オペナーシング2008年春季増刊」（石橋まゆみ/監，昭和大学病院中央手術室/編著），メディカ出版，2008

（伊藤弘昭）

第3章 小外科で使用する器具
❷ はさむ道具

鉗子

> **用途**
> 小外科では主に止血，把持，剥離のために使われている

- ❶ ペアン鉗子
- ❷ コッヘル鉗子
- ❸ 剥離鉗子（ケリー）

形状は直と彎曲，有鈎と無鈎がある．

図1　鉗子の一般的な構造

図の鉗子はコッヘル鉗子を例に挙げた．
文献1，p28，図3を参考に作成

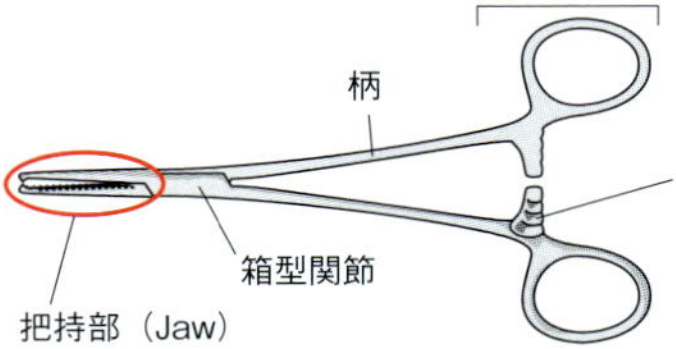

（ラベル：輪，柄，ラチェット，箱型関節，把持部（Jaw））

形状は直と彎曲，有鈎と無鈎がある

1 ペアン鉗子

名称	ペアン鉗子（Ⓐ），コッヘル無鈎鉗子
特徴	先端に鈎がないため把持力は弱いが，組織損傷が少ない
使用方法	① 母指と薬指を輪の中に入れ示指を鉗子の背面に添えて把持する ② 鉗子の先端で組織を挟む
類似器具との構造の違い	・先端に鈎がない ・標準型は約14.5 cmである
類似器具との使い分け	・止血目的や，血管や腸管など軟らかい組織を把持するために用いられることが多い ・鈍的な剥離に用いられることもある

| 備　考 | ・ペアン鉗子の柄にはコッヘル鉗子と識別できるように数本の溝が彫られている（図2）
・名称の由来はパリの外科医 Jules Pean（1830〜1898年）が最初に使用したことによる
・ペアン鉗子よりも繊細な操作を行う際はモスキート鉗子（※）を使用する
※モスキート鉗子：出血点をピンポイントでつまめるように先端部分が特に細く歯先も線細で全体が小型の鉗子（12.5 cm長以下）．モスキート鉗子という個別の器具を指したり，ペアン鉗子の小型のものを指すなど，施設や医師により用語の使い方が異なる． |

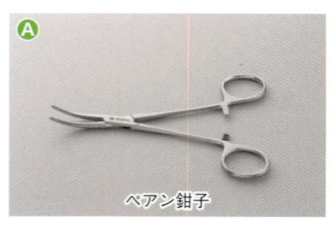

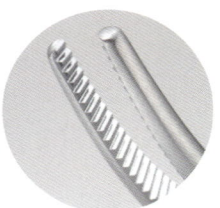

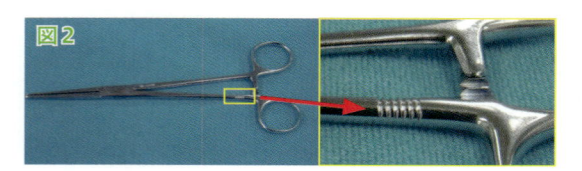

Ⓐ

ペアン鉗子

図2

2 コッヘル鉗子

名　称	コッヘル鉗子（Ⓑ）
特　徴	Jawの全長にわたって横溝が刻まれており，先端に鋭く咬み合う3本の鉤をもっている
使用方法	① 母指と薬指を輪の中に入れ示指を鉗子の背面に添えて把持する ② 鉗子の先端で組織を挟む
類似器具との構造の違い	・先端に鉤がある ・標準型は約14.5 cmである

類似器具との使い分け	筋膜のような比較的固くて弾力性に乏しい組織や異物・糸などを把持・牽引することに用いられることが多い
備　考	甲状腺外科の父と呼ばれるE. Theodor Kocher（1841〜1917年）が考案した

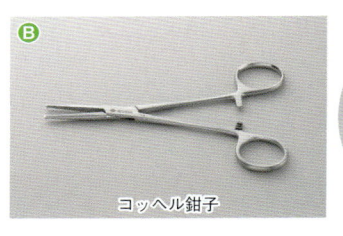

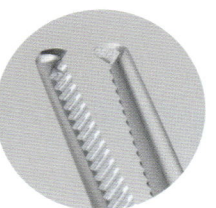

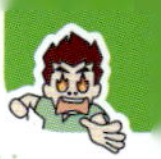

コッヘル鉗子

3 剥離鉗子（ケリー）

名　称	剥離鉗子（ケリー）（C）
特　徴	・無鉤の鉗子でJawが先端近くで彎曲している ・全長が20 cm以上と長く細身で弾力性がある ・先端が直のものもある
使用方法	① 母指と薬指を輪の中に入れ示指を鉗子の背面に添えて把持する ② 鉗子の先端で組織を挟む ③ 組織を剥離する際は先端を剥離する部位に押し当てながらラチェットをはずしゆっくりと先端を開き剥離する
類似器具との構造の違い	・先端に鉤がない ・全長が長い

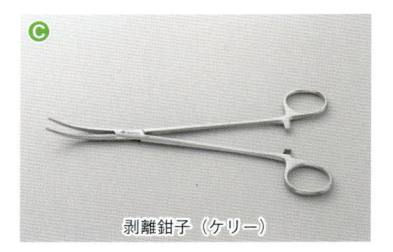

剥離鉗子（ケリー）

類似器具との使い分け	止血のほかに組織の剥離にもよく用いられる
備考	アメリカの産婦人科医 Howard Kelly（1858〜1943年）が考案した

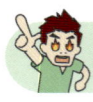

どう使い分ける？

		ペアン鉗子	コッヘル鉗子	ケリー鉗子
用途	止血	○	×	△
	把持	○	○	△
	剥離	○	×	○
形状	鉤	無	有	無
対象臓器		血管や腸管など軟らかい組織	皮膚や筋膜の固い組織，糸や異物など	深部の血管や腸管など軟らかい組織

※コッヘルにも無鉤は存在するが，一般に多くの施設で呼称されたり使用されているものを代表して上記表示とした

● 鑷子・鉗子・メス・剪刀の使い分けについては3章3-2「剪刀（はさみ）」105ページの表も参照．

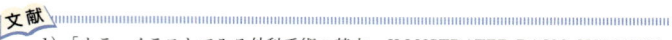

文献

1) 「カラーイラストでみる外科手術の基本―ILLUSTRATED BASIC SURGERY」（下間正隆/著），pp6-11, 照林社，2004

（三箇山　洋）

第3章 小外科で使用する器具　❸ 切る道具

1 メス

用途
主に皮膚切開に使用し，対象を鋭利に切開・切除する際に用いる

➡ ❶ 円刃
　❷ 尖刃
　❸ 電気メス

1 円刃

名　称	円刃（Ⓐ）
刃の特徴	刃が丸く弧を描く曲線になっている
使用部位	主に皮膚
使用方法	① バイオリン弓型やテーブルナイフ型に把持 ② 刃の腹を垂直に当て引きながら切開する（図1a）
類似器具および異なる点	❷ 尖刃と異なり刃の腹で切開する
備　考	・切開の方向や深さの安定性に優れ，大きな切開創に向いている ・大きさによりNo.10（小）〜No.24（大）まである（後述：図2），通常はNo.10，15を使用することが多い

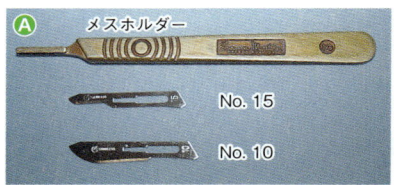

Ⓐ メスホルダー
No. 15
No. 10

円刃
文献3より引用

95

2 尖刃

名　称	尖刃（Ⓑ）
刃の特徴	刃が直線で先端が尖っている
使用部位	主に皮膚
使用方法	① ペンホルダー型にメスを把持 ② 刃の先端で引きながら切開する（図1b）
類似器具および異なる点	❶ 円刃と異なり刃の先端で切開する
備　考	・感染創の切開背膿や頭頸部などの細かい切開創に向いている ・通常，No.11を使用することが多い

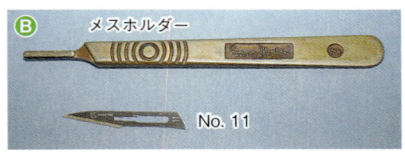

Ⓑ メスホルダー
No. 11
尖刃
文献3より引用

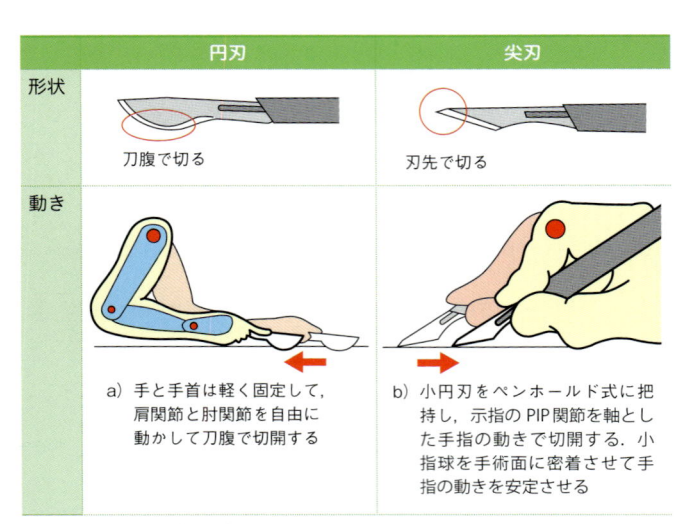

	円刃	尖刃
形状	刀腹で切る	刃先で切る
動き	a）手と手首は軽く固定して，肩関節と肘関節を自由に動かして刀腹で切開する	b）小円刃をペンホールド式に把持し，示指のPIP関節を軸とした手指の動きで切開する．小指球を手術面に密着させて手指の動きを安定させる

図1　メスの形状と動き
文献4より引用

3 電気メス

特 徴	高周波電流を利用し凝固・止血を行いながら切開する（3章 5-2参照）	
使用部位	主に皮膚	
名 称	モノポーラ式電気メス（C）	バイポーラ式電気メス（D）
形 状	ペン型	ピンセット型
主な違い	電流が対極板に向かって拡散する	・先端の両極間にのみ電流が流れる ・モノポーラ式より止血力が高く，周囲の臓器には熱が伝わりにくい ・切開などはできない
主な用途	皮下組織や腹腔内臓器の<u>切開，凝固・止血</u>	・止血のみ ・止血したいものをピンセット型の先端で挟んで<u>凝固止血</u>する
使用方法	① ペンホルダー型に電気メスを把持 ② 手元の［切開］（黄色）または［凝固］（青）のスイッチを押しながら切開する	患部を鑷子ではさみ通電することで凝固止血を行う
備 考	表皮は創部の熱傷を防ぐため切開モードを使用し，真皮以深は凝固モードを使用する	ハサミの形状をしたバイポーラ鋏は凝固止血を行いながら切開が可能で，リンパ節郭清などで使用される

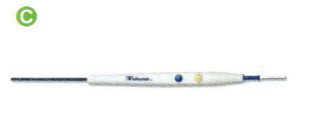

C

モノポーラ式電気メス
【製】ハンドスイッチ式ペンシル（ボタンスイッチ）
（写真提供：コヴィディエン ジャパン株式会社）

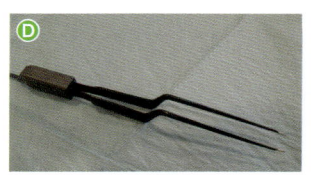

D

バイポーラ式電気メス
【製】双極性鑷子用差し替えコード
（ミズホ株式会社）

「切る」道具の使い分け

	円刃	尖刃	電気メス（モノポーラ式）
使い分け	大きな直線的な皮膚の切開に使用（体幹など）	小さく細かい屈曲させるような皮膚の切開に使用（頭頸部や感染創など）	皮膚から皮下組織，筋膜，筋肉，腹膜，細かい血管，腸管などの腹腔内臓器の切開に使用（表皮：切開モード，真皮以深：凝固モード）

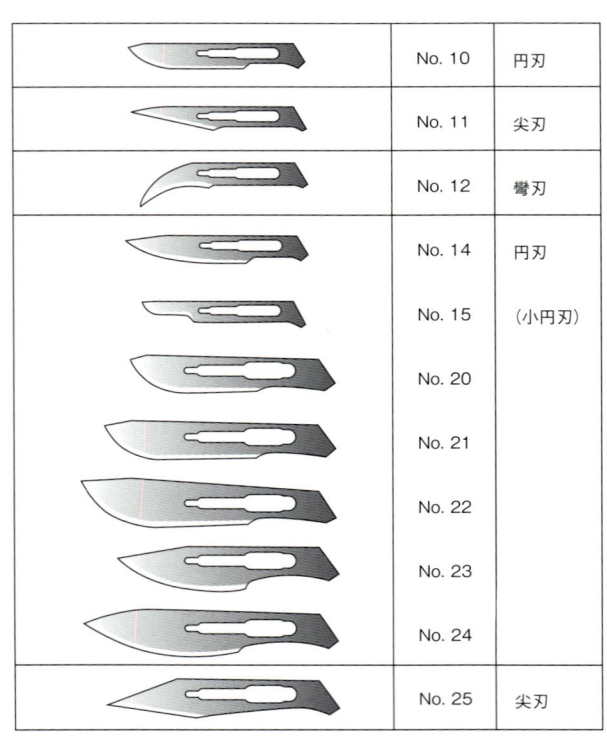

刃の種類

	No. 10	円刃
	No. 11	尖刃
	No. 12	彎刃
	No. 14	円刃
	No. 15	（小円刃）
	No. 20	
	No. 21	
	No. 22	
	No. 23	
	No. 24	
	No. 25	尖刃

フェザー替刃メス（ステンレス刃）の種類．番号は英国規格に準じてつけられている．彎刃（No. 12）は主に歯科で歯肉切開などに用いられる．文献4より引用

●メスの大きさについて
- 一般的な外来では通常，No. 10，No. 11，No. 15を使用することが多い（術者の好みによる）
- 形成外科や整形分野では上記以外のメスも使用される
- 尖刃にはNo. 25もあるが，ほとんど使用されていない

●バイポーラ式電気メスについて
- 周囲に熱伝導させずに止血をしたいとき（例：神経や大血管が並走する場での止血など）に使用する（切開ではなく止血が目的）
- バイポーラシザーズは鑷子の形状ではなくはさみの形をしており凝固と切開が同時にできるが，通常の外来では使用しない

● 鑷子・鉗子・メス・剪刀の使い分けについては3章3-2「剪刀（はさみ）」105ページの表も参照．

文献
1)「臨床ベーシックテクニック1 外科の基本 動画でまなぶ切開・結紮・縫合」（真船健一/著），pp8-15，学研メディカル秀潤社，2011
2) 福富隆志：電気メス．手術，2010年06月臨時増刊号–手術機器の使い方：739-743，2010
3) 清水孝徳，深谷佳孝：縫合に使う器械．「ビジュアル基本手技シリーズ 確実に身につく！縫合・局所麻酔」（落合武徳/監，清水孝徳，吉本信也/編），pp29-34，羊土社，2009
4)「カラーイラストでみる外科手術の基本—ILLUSTRATED BASIC SURGERY」（下間正隆/著），pp6-11，照林社，2004

（天神和美）

第3章 小外科で使用する器具 ❸ 切る道具

2 剪刃（はさみ）

> **用途**
> 組織や結紮糸などの鋭的な切離や，組織の鈍的な剥離を行う

↪ 形状や長さにより多種多様であり，切離する対象，操作の繊細さ，使用する場所の深さなどにより使い分けられる．
使用場面：組織に使用する剪刀と術野で使用せず器械出し作業に使用する剪刀とに大別される．
使用目的：組織を切る「切離」と，先端の形状を活かして鈍的に組織を剥がす「剥離」とがある（103ページMEMO参照）．

1 直剪刀

名 称	直剪刀（Ⓐ）
特 徴	刃の部分が直線
使用部位	・主に体表面の直線的な切離（筋膜や腱，糸）に使用される ・糸やテープ・覆布，ドレーンなどの衛生材料を切る
備 考	術中での使用頻度はあまり多くない

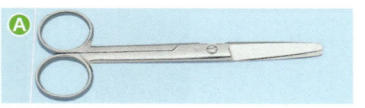

Ⓐ

直剪刀
（写真提供：株式会社三商）

2 Cooper剪刀

名　称	Cooper剪刀（B），クーパー
刃の形状	直（刃の部分が直線）　　　曲（刃の部分が曲線）
長　さ	11.5〜17.5 cm
使用部位	結紮糸の切離や靭帯や筋膜組織など硬い組織の剥離，切離をする際などに使用される
類似器具との違い	・Mayo剪刀（3），Metzanbaum剪刀（4）よりも先が鈍である ・Mayo剪刀よりも刃が薄めに研がれている
備　考	・組織を傷つけないように先が鈍となっている ・結紮糸を一定の長さで切る場合は，剪刀の傾きで加減する ・組織の剥離にも使用される（剥離剪刀） ・メイヨーよりも鈍的に剥離する際に使用

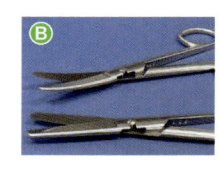

【製】クーパー剪刀
(写真提供：株式会社テーエム松井)

3 Mayo剪刀

名　称	Mayo剪刀（C），メーヨー，メイヨー
刃の形状	直（刃の部分が直線）　　　曲（刃の部分が曲線）
長　さ	14〜23 cm
使用部位	筋膜や腱などのような固い組織などの切離に使用される
類似器具との違い	2のCooper剪刀よりも先端がやや尖っている
備　考	組織の剥離にも使用される（剥離剪刀）

C 直　　曲

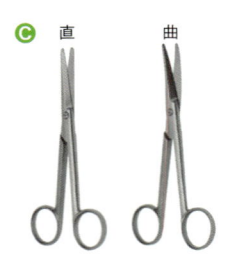

【製】メーヨー剪刀
（写真提供：高砂医科工業株式会社）

4 Metzenbaum剪刀

名　称	Metzenbaum 剪刀（**D**），メッツェンバウム	
刃の形状	直（刃の部分が直線）	曲（刃の部分が曲線）
使用部位	血管などの繊細な組織の切離やリンパ節郭清などの剥離を行う際に使用する	
類似器具との違い	Cooper 剪刀（**2**），Mayo 剪刀（**3**）よりも全体が細いので細部の操作性に優れる	
備　考	糸切りに使用すると切れが悪くなるため，使用しない方がよい	

D 直　　曲

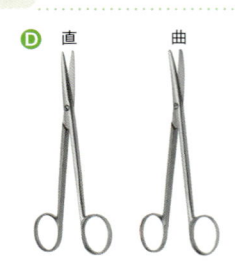

【製】メッツェンバウム剪刀
（写真提供：高砂医科工業株式会社）

5 眼科用剪刀

名　称	眼科用剪刀（**E**）
特　徴	眼科手術時に組織を切断するために用いる眼科用手術機器
使用部位	小切開表層での手術で，粘膜・漿膜など薄く繊細な組織などを切開する際に使用する
備　考	・2枚の回転刃のほか，手指および母指で掴むハンドルから成るものもある ・他の剪刀類より刃の先端が鋭く，微細な操作性に優れる

Ⓔ

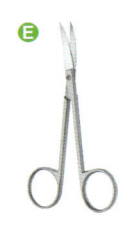

【製】眼科手術用剪刀
(写真提供:高砂医科工業株式会社)

MEMO

切離と剥離

切離は文字通り結紮糸や血管などを切る所作を言い,剥離は図1のように組織を鈍的に分けることを言う.
また,剥離剪刀とはクーパー,メイヨー,メッツェンバウムなどを言うが,近年では電気メスなどによるsharp dissectionでの剥離が行われており,剥離剪刀で行う剥離はあまり行われていない.

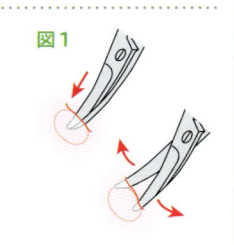

図1

どう使い分ける？

●各器具と使用目的

		直剪刀	クーパー	メイヨー	メッツェンバウム	眼科用剪刀
切開	結紮糸	○	○	△	×	×
	固い組織	○	○	○	×	×
	繊細な組織	×	×	×	○	△
	微細な切開	×	×	×	×	○
剥離		○(鈍)	○(鈍)	○(やや鋭)	○(鋭)	×
剪刀		直	直・曲	直・曲	直・曲	直
長短		あり	あり	あり	あり	なし

○:通常使用する,△:場合により使用する,×:使用頻度は少ない

● 形状の違い（図2）

図2

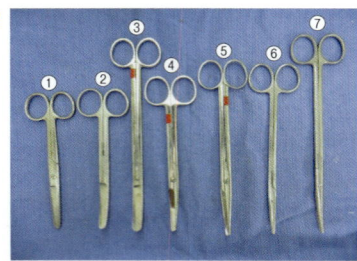

① クーパー（直）
② クーパー〔曲（短）〕
③ クーパー〔曲（長）〕
④ メイヨー（短）
⑤ メイヨー（長）
⑥ メッツェンバウム（短）
⑦ メッツェンバウム（長）

● 先端部の形状の違い（図3）

図3

クーパー	メイヨー	メッツェン
鈍	尖	細尖

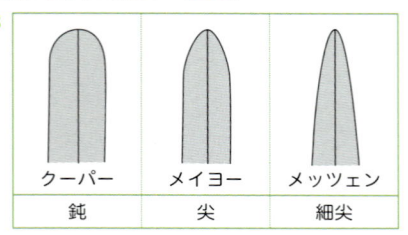

● おわりに

近年では外科器機の発展に伴い使用頻度が減少しているが、これらは基本手技を行う器機であり、適切な使用法を習熟する必要があると思われる．

文献

1) 西堀英樹：外科診療における材料・器具・装置のすべて．外科，67：1434-1437，2005
2) 横山幸生：メス・はさみの種類とその使い方．外科治療，88（増刊）：387-392，2003
3) 沢村敏郎：研修医に伝えるプロの外科手技．レジデントノート，9：586-595，2007
4) 中島江里子：剪刀．「手術室の器械・器具 オペナーシング2008年春季増刊」（石橋まゆみ/監，昭和大学病院中央手術室/編著），pp42-52，メディカ出版，2008
5) 小林 豊，小林勝正：手術で使用する道具．「外科の基本—手術前後の患者さんを診る レジデントノート増刊 Vol.14 No.17」（畑 啓昭/編），pp131-132，2013

（吉田有徳）

鑷子・鉗子・メス・剪刀の使い分け一覧表

	医療材料		大きな組織／固い組織 ←→ 繊細な組織／柔らかい組織					
	ガーゼ,テープ,ドレーンなど	糸	皮膚	筋膜	腱・靭帯	軟部組織	消化管など	血管・神経
鑷子	無鈎		有鈎鑷子	有鈎鑷子	有鈎鑷子	無鈎	無鈎	無鈎
						ダイヤモンド鑷子	ダイヤモンド鑷子	ダイヤモンド鑷子
			アドソン有			アドソン無		アドソン無
鉗子	コッヘル鉗子	コッヘル鉗子	コッヘル鉗子	コッヘル鉗子	コッヘル鉗子	ペアン鉗子	ペアン鉗子	ペアン鉗子
						ケリー鉗子	ケリー鉗子	ケリー鉗子
メス			円刃・尖刃	電気メス（モノポーラ式）	電気メス（モノポーラ式）	電気メス（モノポーラ式）	電気メス（モノポーラ式）	電気メス（モノポーラ式）
			電気メス（バイポーラ式：止血のみ）	電気メス（バイポーラ式：止血のみ）	電気メス（バイポーラ式：止血のみ）	電気メス（バイポーラ式：止血のみ）	電気メス（バイポーラ式：止血のみ）	電気メス（バイポーラ式：止血のみ）
剪刃	直剪刃	直剪刃	直剪刃					
	クーパー	クーパー	クーパー	クーパー				
				メイヨー	メイヨー	メッツェン	メッツェン	メッツェン

各器具の項を参考にして作成．厳密な適応ではなく大まかな考え方．
アドソン鑷子は体表面の細かい操作に適しており，深い場所での操作には向かず，形成用に使用されることが多い．
ペアン鉗子は比較的浅い部位，ケリー鉗子は深い部位などの違いがある．
バイポーラ鑷子は止血のみに使用（はさみ型の形状をしたバイポーラ鋏は凝固止血しながら切開が可能）．

（野村　悠）

第3章 小外科で使用する器具

❹ 縫う道具

1 針類とテープ

用途

外傷や手術時の切り口の縫合時に使用

縫合器具には，大きく以下の3つに分類される．

- 針
  1) 針尖の違い（針先の形：角針，丸針）
  2) 針穴の違い（弾機穴，普通穴，無傷針）
- ステープラ
- 外科テープ

それぞれの特徴を理解し，適切に選択することは縫合を安全に行ううえで重要である．

1 針-1) 針尖の違いによる分類

分類	角針（Ⓐ）	丸針（Ⓑ）
断面の形状	三角形	丸形
特徴	三角形の頂点で組織を切る	・組織へ与える損傷が少ない ・切れ味は悪い
使用する部位	皮膚など硬い組織	消化管，粘膜など軟らかい組織

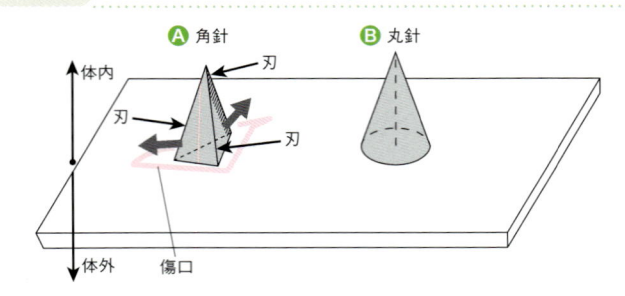

Ⓐ 角針　Ⓑ 丸針

1 針-2) 針穴の違いによる分類

分類	弾機穴 （バネ穴針）（C）	普通穴 （ナミ穴針）（D）	無傷針（E）
特徴	・針穴が2つに割れ、その内側にフックがついている ・糸は装着しやすい ・穴の幅が針よりやや広いため、組織の穴が大きくなる	・糸は装着しにくい ・穴の形状が滑らか	・糸がついている針 ・針と糸のつなぎ目が滑らか ・手術で使う場合が多い ・針尖は縫合する部位で使い分ける（針尖の分類に準ずる）
組織の損傷	大きい	普通	少ない

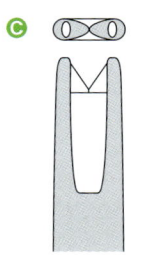

弾機穴
（松吉医科器械株式会社のサイトより引用）

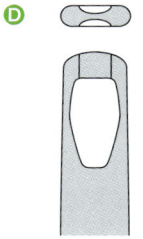

普通穴
（松吉医科器械株式会社のサイトより引用）

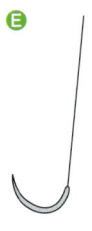

無傷針

2 留め具（ステープラ）と外科テープ

名称	ステープラ（F）	外科テープ（G）
性質	ステンレス製の留め具、ホッチキスのようなもの	テープ
利点	時間が短い	疼痛がない
欠点	死腔ができる	止血できない

Ⓕ

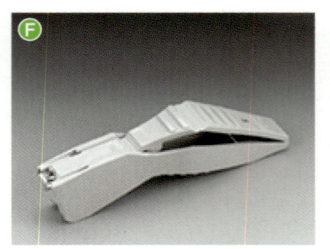

ステープラ
【製】3M™ プリサイズ™ スキンステイプラー
(写真提供:スリーエム ジャパン株式会社)

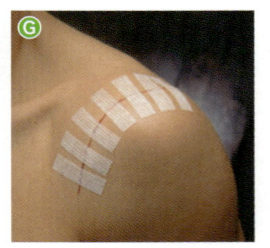

Ⓖ

外科テープ
【製】3M™ ステリストリップ™ スタンダード スキンクロージャー
(写真提供:スリーエム ジャパン株式会社)

どう使い分ける?

● **針の選択**:以下の組み合わせで選択する

　針尖の形状※
　(角針か丸針)
　＋
　針穴
　(弾機穴,普通穴,無傷針)

※皮膚など硬い組織は,角針.粘膜など軟らかい組織は,丸針を用いる.

● **各縫合器具の特徴比較**

	一般的な縫合	ステープラ	外科テープ
死腔の閉鎖	○	△	×
止血効果	○	△	×
疼痛	○	△	×

○:大きい(強い),△:中程度,×:小さい(少ない)

● **縫合器具の選択**

器具	針糸での縫合	ステープラ	外科テープ
対象となる創の特徴	・出血している ・深い創(手術の創部)	・早く縫合止血が必要 ・縫合しにくい部位(頭部など) ・死腔がない創で応急的に用いる	・創離開がない ・止血されている ・緊張なく創縁が合う ・創が浅い

文献

1) 「ビジュアル基本手技シリーズ 確実に身につく!縫合・局所麻酔」(落合武徳/監,清水孝徳,吉本信也/編),羊土社,2009
2) 「外科の基本—手術前後の患者さんを診る レジデントノート増刊 Vol.14 No.17」(畑 啓昭/編),羊土社,2013
3) 「当直で困らない小外科のコツ 改訂版」(平出 敦/編),羊土社,2009

(岸　龍一)

第3章 小外科で使用する器具
④ 縫う道具

2 持針器

用途
縫合針を把持して動かすための器具

➡ 持針器には，大きく分けて下の2つがある．
- マチュー型持針器
- ヘガール型持針器

◆ マチュー型持針器，ヘガール型持針器

分類	マチュー型持針器（Ⓐ）	ヘガール型持針器（Ⓑ）
特徴	・持ち手がグリップタイプ ・握り込むように持つため，力が入りやすい ・皮膚など硬い組織に使用 ・大きく縫合	・鉗子と同様に把持する ・細かい動きが可能 ・消化管など軟らかい組織 ・浅い切創で使用 ・小さく縫合
用途	手術後の閉創	消化管吻合，創傷処置

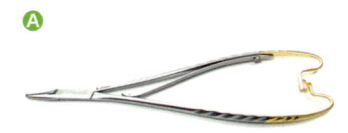

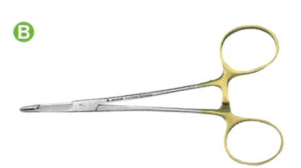

Ⓐ
マチュー型持針器
【製】リードマッチュー持針器 直
（写真提供：株式会社カキヌマメディカル）

Ⓑ
ヘガール型持針器
【製】マイクロオルセンヘガール持針器
（写真提供：株式会社カキヌマメディカル）

　上の画像はそれぞれ丸針用である．マチュー型・ヘガール型とも，角針用と区別するため，丸針用は持ち手が金色になっており，把持面がダイヤモンドチップである．

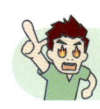

どう使い分ける？

	マチュー型持針器	ヘガール型持針器
力強さ	○	×
細かい操作	×	○
使用する臓器	皮膚など硬い組織を大きく縫合する場合に使用	消化管の吻合など細かく縫合する場合に使用

○：使用する，×：使用しない

マチュー型は，皮膚など硬い組織を大きく縫合する場合に使用する．
ヘガール型は，消化管の吻合など細かく縫合する場合に使用する．

文献

1) 「ビジュアル基本手技シリーズ 確実に身につく！縫合・局所麻酔」（落合武徳/監，清水孝徳，吉本信也/編），羊土社，2009
2) 「外科の基本－手術前後の患者さんを診る レジデントノート増刊 Vol.14 No.17」（畑 啓昭/編），羊土社，2013
3) 「手術室の器械・器具 オペナーシング2008年春季増刊」（石橋まゆみ/監，昭和大学病院中央手術室/編著），pp38-41，メディカ出版，2008

（岸　龍一）

第3章 小外科で使用する器具　❹ 縫う道具

3 縫合糸

用途
縫合時に使用する糸

縫合糸は,
- 素材（天然・合成）
- 形状（モノフィラメント・編み糸）
- 生体内変化（非吸収糸・吸収糸）

によって多くの種類に分けられる.
また太さもさまざまで，それぞれの特徴を理解したうえで創の状態に合わせて適切に選択する必要がある.
「糸選びの意図」を上級医と議論できるようになるための縫合糸の使い分けの原則を解説する.

● **形状による違い**
編み糸：多数の繊維をぐるぐると編み込んで作っている（図1左）
モノフィラメント：1本の繊維でできている（図1右）

● **生体内変化による違い**
非吸収糸：生体内で吸収されず残存する糸
吸収糸：生体内で自然に吸収され異物として残りにくい糸

本項では救急外来での小外科で主に使用する縫合糸について解説する.

	非吸収糸	吸収糸
編み糸	❶ 絹糸 など	❸ バイクリル® など
モノフィラメント	❷ ナイロン など	❹ PDS® など

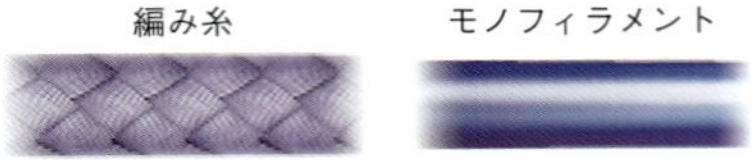

編み糸　　モノフィラメント

図1 縫合糸の形状

1 絹糸

名　称	絹糸（Ⓐ）
素　材	天然（絹）
形　状	編み糸
生体内変化	非吸収糸
特　徴	・天然素材からなる非吸収糸 ・編み糸であるため結紮しやすく緩みにくい ・異物反応が強く感染（縫合糸膿瘍など）のリスクが高い

2 ナイロン

名　称	ナイロン（Ⓑ）
素　材	合成（ナイロン）
形　状	モノフィラメント
生体内変化	非吸収糸
特　徴	・合成素材であり異物反応を惹起しにくい ・モノフィラメントのため感染リスクは低く皮膚縫合においては第一選択となる ・結紮では緩みやすいため注意を要する

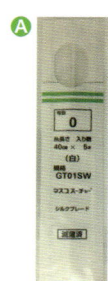

Ⓐ 絹糸

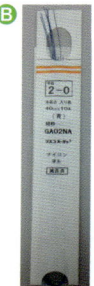

Ⓑ ナイロン

③ バイクリル®など

製品例	バイクリル®（VICRYL®）（C），POLYSORB™など
素 材	合成（ポリグラクチン）
形 状	編み糸
生体内変化	吸収糸
特 徴	・吸収糸のため異物反応は強くはないが，編み糸であるため感染のリスクがある ・感染リスクを低下させるために，抗菌剤でコーティングしたバイクリルプラス®（VICRYL PLUS®）もある

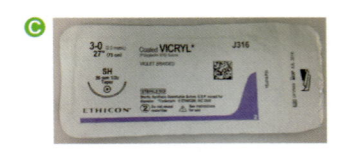

C

【製】VICRYL®
（ジョンソン・エンド・ジョンソン株式会社）

④ PDS®など

製品例	PDS®（D），MAXON™など
素 材	合成（ポリジオキサノン）
形 状	モノフィラメント
生体内変化	吸収糸
特 徴	・合成素材で組織反応をきたしにくい ・吸収糸のため異物として残存しない ・高価 ・四肢の比較的大きく深い傷で筋膜など皮下組織の縫合で主に使用される

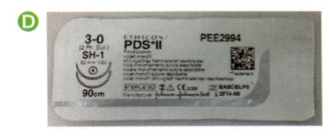

D

【製】PDS® II
（ジョンソン・エンド・ジョンソン株式会社）

縫合糸の特性ごとの原則

	長所	短所
モノフィラメント（単線維）	感染リスクが低い 異物反応が軽微	柔軟性に欠けて結紮しにくい
編み糸（ブレイド）	結紮しやすく緩みにくい	感染リスクがある
吸収糸	異物反応を惹起しにくい	高コスト
非吸収糸	長期にわたり張力保持できる	異物反応が強い
天然	―	異物反応が強い
合成	張力が強い 異物反応が軽微	―
太さ	太いほど張力が強い．一方，太いほど異物反応が強い	

縫合糸の使い分け（図2, 3）

	絹糸	ナイロン	バイクリル®	PDS®
器具固定	○	○		
皮膚縫合		○		
真皮縫合		○	○	○
皮下・筋膜縫合			○	○
粘膜・腸管・血管縫合				○

●皮膚縫合

異物反応が軽微で瘢痕をきたしにくく感染性リスクの点よりナイロンが第一選択となる．絹糸は感染リスクの観点や組織反応が強いことより使用頻度は少なくなってきている．

●皮下・筋膜縫合

ERでの小外科では皮下・筋膜縫合の機会は多くはない．体内に残存することになるため吸収糸を使用して異物反応を軽減するよう努めるのが原則である．吸収糸のうちPDS®などモノフィラメントを使用するのが望ましい．

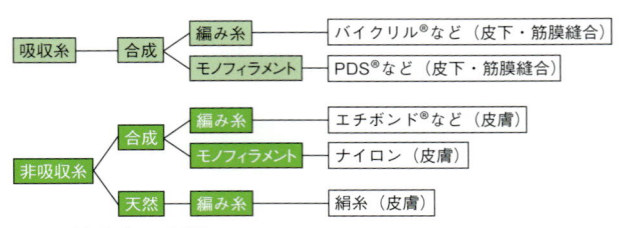

図2　縫合糸の分類

かっこ内は使用部位・用途

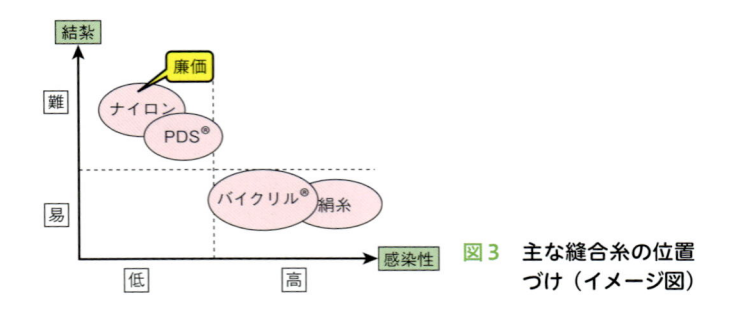

- 吸収糸 — 合成
  - 編み糸 — バイクリル®など（皮下・筋膜縫合）
  - モノフィラメント — PDS®など（皮下・筋膜縫合）
- 非吸収糸
  - 合成
    - 編み糸 — エチボンド®など（皮膚）
    - モノフィラメント — ナイロン（皮膚）
  - 天然
    - 編み糸 — 絹糸（皮膚）

図3　主な縫合糸の位置づけ（イメージ図）

（縦軸：結紮　難／易，横軸：感染性　低／高）
- ナイロン：結紮難・感染性低，廉価
- PDS®：結紮難・感染性低
- バイクリル®：結紮易・感染性中
- 絹糸：結紮易・感染性高

● 太さごとの使い分け
- 四肢の創では，3-0，4-0が基本となる．
- 顔面など露出部では5-0，6-0など跡が残りにくい細い縫合糸を使用するのが望ましい．

1	1-0	2-0	3-0	4-0	5-0	6-0	〜
器具固定			四肢の皮膚		顔面などの露出部の皮膚		
血管								

文献

1) 村上隆英，畑　啓昭：糸結び・糸の種類．「外科の基本―手術前後の患者さんを診る　レジデントノート増刊　Vol.14 No.17」（畑　啓昭/編），pp125-130，羊土社，2013

（鈴木龍児，北川昌洋）

第3章 小外科で使用する器具
❺ その他の道具

1 覆う：創傷被覆材

用途
擦過創や皮膚軟部組織欠損に使用する医療材料

創面の乾燥を防ぎ，創を湿潤に保つことで欠損組織や細胞の再生が急速に起こり上皮化が得られる．
創の深さや浸出液の量から下記の4種類の被覆材（ドレッシング材）を使い分ける．

① ポリウレタンフィルム
② ハイドロコロイド
③ ポリウレタンフォーム
④ アルギン酸塩

1 ポリウレタンフィルム

接着剤付の透明フィルム．一般には点滴刺入部の固定で汎用される．

適応	・非常に浅い擦過創 ・被覆材を覆って密封するためのドレッシング ・褥瘡予防や水疱保護	
形状	一枚タイプ	ロールタイプ
製品名	テガダーム™，オプサイト®（Ⓐ, Ⓑ），バイオクルーシブ（Ⓒ）など	トランスペアレントフィルムロール（Ⓓ），オプサイト® クイックロール（Ⓔ）
特徴	・剥離紙が工夫され貼りやすい ・大きさや形が合わない創には工夫が必要	・創の形状や大きさに合わせて使用できる ・薬事法上は医療機器ではない
	・透明であり創面が常に観察できる ・水分吸収機能がなく浸出液に対応できない	

117

ポリウレタンフィルム（一枚タイプ）

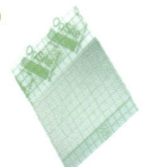

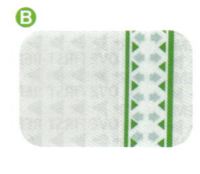

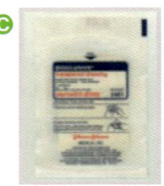

Ⓐ 【製】オプサイト® ウンド（写真提供：スミス・アンド・ネフュー株式会社）

Ⓑ 【製】オプサイト® クイックガード（写真提供：スミス・アンド・ネフュー株式会社）

Ⓒ 【製】バイオクルーシブ（写真提供：日本シグマックス株式会社）

ポリウレタンフィルム（ロールタイプ）

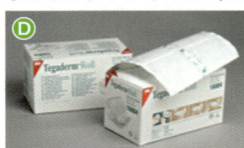

Ⓓ 【製】3M™ テガダーム™ ロール トランスペアレント フィルムロール（写真提供：スリーエム ジャパン株式会社）

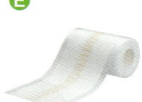

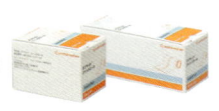

Ⓔ 【製】オプサイト® クイックロール（写真提供：スミス・アンド・ネフュー株式会社）

2 ハイドロコロイド

シート状で外側は防水層，内側が粘着面となった被覆材．

適 応	・浸出液の量が多くない創 ・深すぎない創
形 状	四角や楕円などメーカーにより異なる
製品例	デュオアクティブ®ET（Ⓕ），テガダーム™ハイドロコロイド（Ⓖ）など
特 徴	・接着力があり脆弱な皮膚では二次損傷の危険あり ・接着面は浸出液で溶けてゲル状になり創面に固着しない ・浸出液の吸収能力は低い→深い創では頻回の交換が必要 ・柔軟性がある→複雑な形状（顔面や指尖部）で使える ・防水性に優れる→水がかかりやすい部位（指）で使いやすい ・薄い物は半透明で目立たない→顔面など目立つ部位に使いやすい

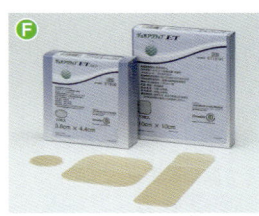

【製】デュオアクティブ®ET
(写真提供：コンバテック ジャパン株式会社)

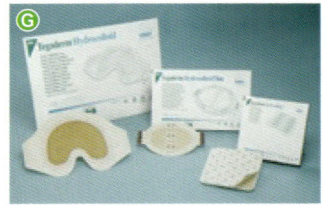

【製】3M™ テガダーム™ ハイドロコロイド
(写真提供：スリーエム ジャパン株式会社)

3 ポリウレタンフォーム

スポンジのような外見をした被覆材．外側は疎水性フィルム，内側は創に固着しないフィルム，中間が厚い吸収フォームの3層構造となっている．

適 応	・浸出液の量が多い創 ・深い皮膚軟部組織欠損創
形 状	四角が多いが，使用場所に合わせた形状のものがある（仙骨や踵用）
製品例	ハイドロサイト®（H），アクアセル®フォーム（I），メピレックス，ウルゴチュールアブソーブなど
特 徴	・浸出液の吸収能力が高い ・浸出液でゲル化しない→深い創で使いやすい ・固着性がなく固定が必要→貼付が容易な粘着テープ一体型もある ・厚いので柔軟性に欠ける→顔面など複雑な形状に使いにくい ・厚いのでクッション効果がある→指尖部損傷や爪甲剥離創に使える

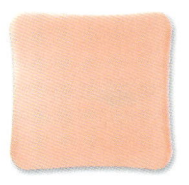

【製】ハイドロサイト®プラス
(写真提供：スミス・アンド・ネフュー株式会社)

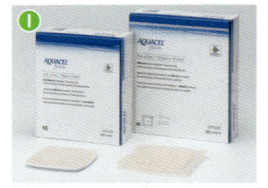

【製】アクアセル®フォーム
(写真提供：コンバテック ジャパン株式会社)

4 アルギン酸塩

昆布から抽出されたアルギン酸塩を不織布にした被覆材．

適 応	・出血のある新鮮外傷 ・浸出液の量が多い創
形 状	・四角やリボン状でちぎったり折ったりできる ・深い創ではリボン状のものが使いやすい
製品例	ソーブサン（Ｊ），カルトスタット®（Ｋ），アルゴダームなど
特 徴	・自重の10〜20倍の水分を吸収 ・浸出液のある創面でゲル化し創に固着しない ・強力な止血作用をもつ ・乾燥による創面固着を防ぐためポリウレタンフィルムで密封する

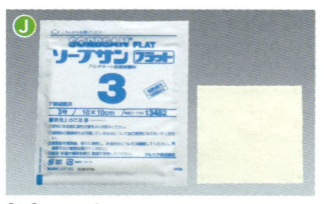

【製】ソーブサン フラット
（写真提供：アルケア株式会社）

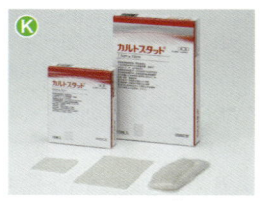

【製】カルトスタット®
（写真提供：コンバテック ジャパン株式会社）

ココに注目！

●創傷処置の基本
①異物や壊死組織の除去（血腫や縫合糸など感染源を除去）
②湿潤環境の保持（これが被覆材の大事な役目）

●被覆材の禁忌
・感染が高率に予想される外傷→動物や人による咬傷
・感染源が完全に除去されていない感染創→汚染手術の感染創

被覆材使い分け一覧

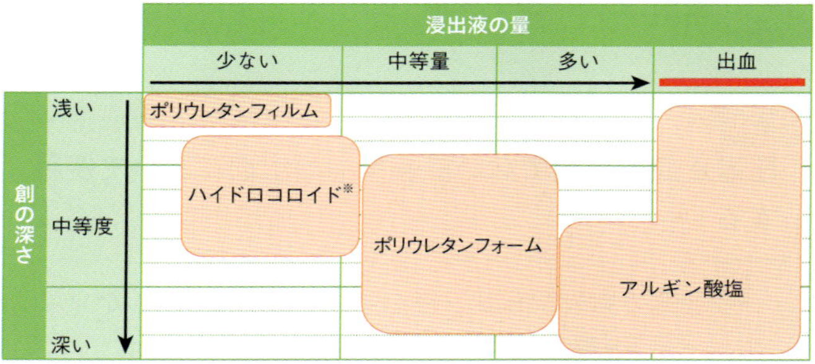

創の深さ \ 浸出液の量	少ない	中等量	多い	出血
浅い	ポリウレタンフィルム			
中等度	ハイドロコロイド※	ポリウレタンフォーム		
深い			アルギン酸塩	

図1　各被覆材の特徴から考えられる大まかな使い分け

※出血のない露出部，凹凸のある創面には薄めのハイドロコロイドが使いやすい．
一覧は参考文献および筆者の印象から作成している．絶対的な基準ではないため被覆材に対する創の反応をみて適宜選択していただきたい

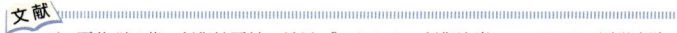

文献

1) 夏井 睦/著：創傷被覆材の種類．「これからの創傷治療」，pp16-19, 医学書院，2003
2) 夏井 睦：創傷被覆材．「ドクター夏井の外傷治療『裏』マニュアル」，pp31-40, 三輪書店，2007
3) 夏井 睦/著：外傷での被覆材の選択．「これからの創傷治療」，pp20-22, 医学書院，2003

(野村　悠)

第3章 小外科で使用する器具

❺ その他の道具

2 止血する

用途

圧迫止血が有効でない擦過傷や鼻出血において使用する

▶ 止血の手段には圧迫,結紮,縫合,電気凝固,止血薬がある.本項では❶電気凝固,❷止血薬について解説する.

1 電気凝固

総称	電気メス	
名称	モノポーラ式電気メス（Ⓐ）	バイポーラ式電気メス（Ⓑ）
電極形	メス型の小さい活性電極	鑷子型電極
対極板の要否	必要（アース：拡散電極）	不要
原理	・高周波電流により発生した熱で組織がタンパク変性し凝固止血される ・同様に細胞の水分を蒸発させ切開する	
特徴	・活性電極に集中し熱を発する ・体内を通過した電流は対極板に回収される ・切開にも使用される（3章3-1「メス」参照） ・組織の剝離にも適している	・鑷子型電極で組織を挟んで通電する（対極板は不要） ・電流は鑷子型のメス先電極間だけを通るため安全性が高い ・主に止血に使用される
使用方法	① 対極板（図1）を貼り（モノポーラ式のみ），機器をセッティングし通電チェックする ② 止血範囲に局所麻酔もしくは伝達麻酔を行う ③ 出血点を鑷子で把持し電気メスを当て，手元もしくは足元のスイッチ（図2）で電流を流し止血する	

備　考	・対極板と皮膚との接触面積が小さいと熱が集中し熱傷の原因になる 　→大腿部，臀部，背部などに全面を密着させる ・消毒用アルコールや酸素などへの引火・爆発の危険があり注意する ・心臓ペースメーカー使用患者には誤作動や心房細動や心室細動などの不整脈の発生などの可能性があり，対策（ペースメーカー業者に立ち会ってもらい，設定確認・変更する）が必要である ・モノポーラ式とバイポーラ式の使い分けについて：手術室外で用いる場合は，止血臓器や状況で変えるというより，施設ごとであるものを使えばよい

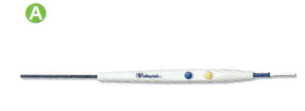

Ⓐ

モノポーラ式電気メス
【製】ハンドスイッチ式ペンシル（ボタンスイッチ）
（写真提供：コヴィディエン ジャパン株式会社）

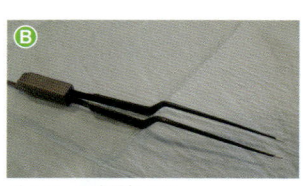

Ⓑ

バイポーラ式電気メス
【製】双極性鑷子用差し替えコード
（ミズホ株式会社）

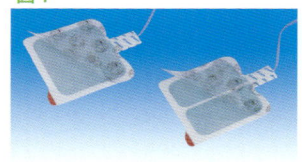

図1

対極板
【製】NEジェルパッド
（写真提供：泉工医科工業株式会社）

図2

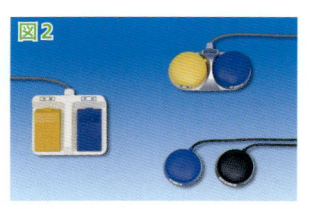

フットスイッチ
（写真提供：泉工医科工業株式会社）

2 止血薬（硝酸銀）

名　称	硝酸銀
特　徴	化学焼灼による止血
使用方法	・出血点を確認し，塗布する ・周囲の正常粘膜や皮膚に付着した場合，生理食塩液で洗い流す
類似器具との使い分け	広範囲の創に対しては，そのままドレッシングとして使用できるアルギン酸塩を用いた被覆材（3章5-1「覆う：創傷被覆材」❹参照）が使用しやすい
備　考	胃瘻・気切孔・陥入爪に伴う肉芽に対し，収縮効果を期待して使用することもあるが，より管理の簡便なステロイド外用薬による方法がある
取扱い上の注意	褐色ガラス瓶に入れ，冷暗所で保存する

どう使い分ける？

使用用途・目的	電気メス	硝酸銀	圧迫
面の創（擦過傷など）	△	○	○
小血管（1～2 mm）	○	×	○
鼻腔などの深部（ただし困難な場合無理せず専門医へ）	○	○	○

○：使用する，△：場合により使用，×：使用しない

● 止血の基本
- 止血部位の血液・血餅を洗浄などで除去する
- どの止血法であっても，組織・血管に直接触れて止血する（血液を介すると止血効果が落ちる）

文献
1) 砂川正勝，他：電気メス（電気手術器）；モノポーラ，バイポーラ．消化器外科，2000年4月臨時増刊号：530-535，2000
2) 「外科手術研修ガイド　手術テクニックと心得」（Deitch EA/著，出月康夫，菊池功次/訳），pp78-88，南江堂，2001
3) 「新耳鼻咽喉科学　第9版」（切替一郎/著，野村恭也/編著），pp306-312，南山堂，1998

（西山幸子）

3 その他

1 見えやすくする道具：扁平鉤 (Ⓐ, Ⓑ)

別　名	気管切開などでよく用いられるサイズのものは施設によっては筋鉤，ヘルニア鉤，2A鉤などと呼ばれている
特　徴	・手術中，周囲の組織を圧排・牽引（※）して術野を確保する ・鉤の部分は幅，長さともさまざまなサイズがあり，柄はどれも同じ長さである
類似器具	・比較的浅い術野（皮下腫瘤摘出術，乳腺部分切除術など）においては，皮膚のみを牽引するのに適した二爪鉤が用いられる ・肝臓，直腸など深部・圧排するものが大きい手術においては鞍状鉤が用いられる
使用方法	術野において，皮膚や脂肪などにかけ，圧排する
備　考	ステンレス鋼でできているため電気メスと接触すると通電し，引いている組織の熱傷をきたす

※圧排：術野周囲の臓器や組織を除けること
　牽引：皮下・筋層を引っかけること

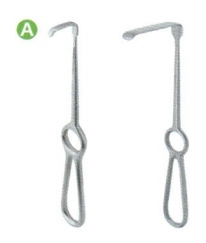

Ⓐ
【製】BONIMED ランゲンベック扁平鉤
（写真提供：村中医療器株式会社）

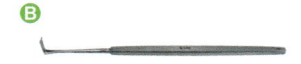

Ⓑ
【製】扁平鈍鉤
（写真提供：株式会社イナミ）

2 さぐる道具：ゾンデ（消息子）ⓒ

特　徴	・瘻孔状の創や褥瘡などに挿入して深さや方向を把握したり，外側から触れて指標にしたりするのに用いる ・先端の幅は 1.8 mm，長さ 20 cm 前後のものが一般的 ・曲げやすい細い金属でできていて，盲目的に使うもののため先端は鈍
使用方法	孔の開口部からゆっくり挿入し，盲端に当たったらその直上の皮膚にマーキングをし，抜き出して挿入部分の長さから深さを測る
類似器具	ブジー（1章 1-5「気管挿管」参照），ダイレーター（2章 2「中心静脈カテーテル」参照）：狭窄部の拡張に用いる．徐々に径の太いものにするのを複数回くり返すことで管腔内を拡張させる．鼻涙管閉塞の解除，乳管造影前の処置などに用いる
備　考	盲目的な操作であるため，愛護的に行う

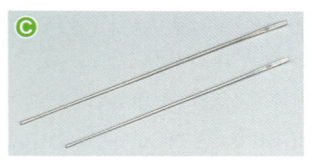

ⓒ
【製】外科ゾンデ（消息子）
（写真提供：アズワン株式会社）

使用上の注意点

どちらも針やメスのように先が鋭ではないが，使用法によっては熱傷や組織の損傷の原因になるため，周囲に注意して用いる．

文献
1) 吉中平次：「手術室で働く人のための手術医学テキスト」（小林寛伊/監，新 太喜治, 他/編），pp160-161，医薬ジャーナル社，1997
2) 「イラストでわかる外科手術基本テクニック」（Kirk RM/著，幕内雅敏/訳），pp60-63，エルゼビア・ジャパン，2005
3) 中島江里子：鉤類，「手術室の器械・器具　オペナーシング 2008年春季増刊」（石橋まゆみ/監，昭和大学病院中央手術室/編著），pp16-25，メディカ出版，2008

（西山幸子）

第4章 汎用器具　❶針

1 注射針

用途

薬剤投与，検体採取，薬剤のミキシングに使用する

注射針にはさまざまな太さ〔G（ゲージ）で表す〕があるため用途により使い分ける．
翼状針，カテラン針などの特殊な針もあるため，使用の際には選別が必要になる．
針の太さは色で選別することができる．

1 注射針（短針）

名　称	注射針（Ⓐ）
特　徴	・直針 ・針の長さは太さ〔G（ゲージ）〕によって異なる
使用方法	採血・薬剤注入・局所麻酔
備　考	針の長さ，針先の角度が異なる種類がある（次ページMEMO参照）

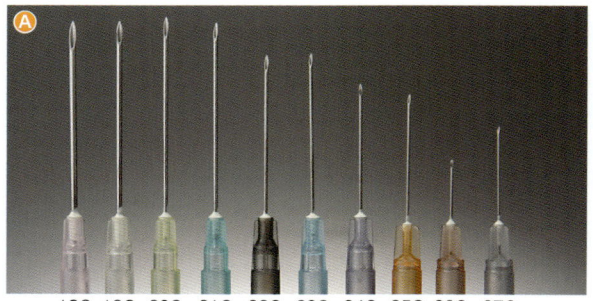

Ⓐ　18G　19G　20G　21G　22G　23G　24G　25G　26G　27G

【製】テルモ注射針
（写真提供：テルモ株式会社）
カラーコードについては後述の表1参照

MEMO

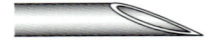

針先の角度について（図1）

- R・B（レギュラーベベル）：針先が鋭角．皮下・筋肉内穿刺をする場合は針先が鋭利のほうが痛みは少ない．
- S・B（ショートベベル）：針先が鈍角．静脈穿刺の際に針先が鋭利であると血管を突き破る可能性があるので，ショートベベルを用いる．

図1

レギュラーベベル　　　　　　　　ショートベベル

ベベルの角度 12°　　　　　　　ベベルの角度 18°

2 カテラン針（長針）

名　称	カテラン針（B）（名前の由来は発案者から）
特　徴	直針よりも針先が長い（60 mm，70 mm）
使用方法	深部へ穿刺する際に用いられる注射針
備　考[1]	膝蓋腔や肋膜からの採液，膝関節・肘関節への造影剤注入，仙骨麻酔，さらに中心静脈穿刺のガイドとして深部に穿刺する際に用いられる

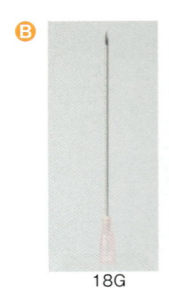

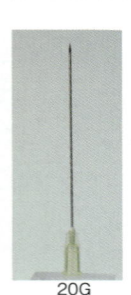

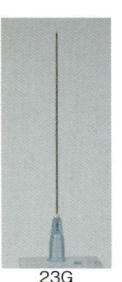

B

18G　　　20G　　　23G

【製】カテラン針
（写真提供：株式会社プロミクロス）
カラーコードについては後述の表2参照

3 翼状針

特徴	・直針に比べて針が短く翼は皮膚に密着することで血管の負担軽減 ・翼があることでつまみやすく，固定が安易 ・固定をすることで注射後の薬液の注入または採血が安易
使用方法	採血，一時的な薬剤投与（点滴）
備考	セーフティ翼状針（ⓒ）は抜去時に手元でロックをかけ，針刺しを防止できる

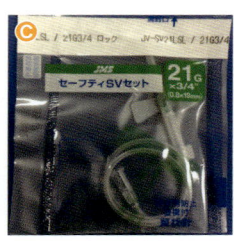

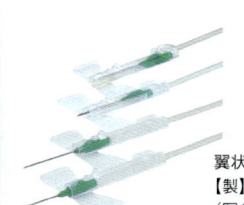

翼状針
【製】セーフティSVセット
（写真提供：株式会社ジェイ・エム・エス）

4 真空管採血

特徴	・真空採血管に接続して容易に検体を採取できる ・針刺し事故を予防できる ・シリンジから採血管への分注が不要
使用方法	ホルダー（図2a）に専用の直針（図2b）か翼状針（図2d）と接続する部品（図2c）を使用する
備考	採血後は針部分のみを除去することができる

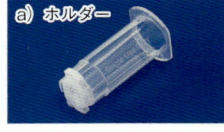

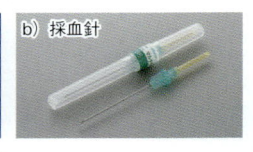

a) ホルダー

b) 採血針

直針で採血をする場合はこの2つ（a＋b）を組み合わせる

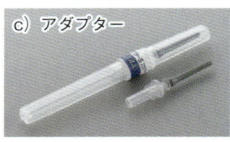

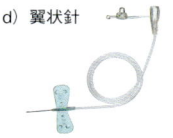

c) アダプター

d) 翼状針

翼状針で行う場合はホルダーにこの2つを組み合わせる（a＋c＋d）

図2 真空管採血
a〜c：【製】テルモ採血針・ホルダー同梱セット，【製】d：テルモ翼付静注針
（写真提供：テルモ株式会社）

用途別選択方法

項目	針の形態	太さ	長さ	備考
採血：動脈	直針・翼状針	23G	通常針	・手技や好みで針の形態は異なる ・静脈よりは止血が困難になるため細い針を選択する
採血：静脈	直針・翼状針	21〜23G	通常針	・穿刺部位や手技で形態を選択 ・通常の採血は21・22Gであるが患者の血管の状態により23Gを選択
注射	直針	21〜27G	通常針	皮内（26・27G），皮下（24〜27G），筋肉（21〜23G）
薬剤ミキシング	直針	20〜22G	通常針	・細い針は薬液を残らず吸える ・太い針は短時間で吸える ・点滴への混合注入は20〜22Gですみやかに行える
深部への注射 深部からの採取	直針	20〜23G	カテラン針	カテラン針は針が長いため深部へのアプローチに使用

カラーコード表

表1　注射針のカラーコード

針のサイズ（外径mm）	カラーコード	針の長さ ※（R・B／S・B）別
18G (1.2)	pink	
19G (1.1)	cream	(R・B, S・B) 38 mm
20G (0.9)	yellow	
21G (0.8)	deep green	(R・B)16, 38 mm，(S・B)38 mm
22G (0.7)	black	(R・B)25, 32, 38 mm，(S・B)32, 38 mm
23G (0.6)	deep blue	(R・B)25, 32 mm，(S・B)32 mm
24G (0.55)	medium purple	(R・B)25, 32 mm
25G (0.5)	orange	(R・B)16, 25, 38 mm
26G (0.45)	brown	(S・B)13 mm
27G (0.4)	medium grey	(R・B)25, 38 mm，(S・B)19 mm

ISO（国際標準化機構）規格に基づく．文献2より引用

表2 カテラン針のカラーコード

針のサイズ（外径mm）	カラーコード	針の長さ
18G（1.2）	pink	70 mm
20G（0.9）	yellow	70 mm
21G（0.8）	deep green	60 mm，70 mm
22G（0.7）	black	60 mm，70 mm
23G（0.6）	deep blue	60 mm，70 mm

ISO規格に基づく．文献1を参考に作成

⭐ Advance

その他の針　①小児ランセット

乳幼児用の微量採血用穿刺器具．
- BDマイクロティナ® クイックヒール™ ランセット（Ⓓ）
  新生児・乳幼児の踵部で行う（図3）
- フタバ採血針（フタバランセット）（Ⓔ）
  乳児や幼児の毛細血管採血で使用する．乳児は踵部，幼児は指や耳朶から採血する．
  滅菌済みで1回限りの使用．

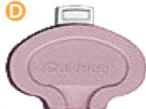

Ⓓ

小児ランセット
【製】BDマイクロティナ® クイックヒール™ ランセット
（写真提供：日本ベクトン・ディッキンソン株式会社）

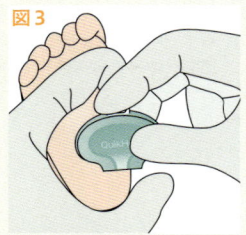

図3

踵部からの採血の例

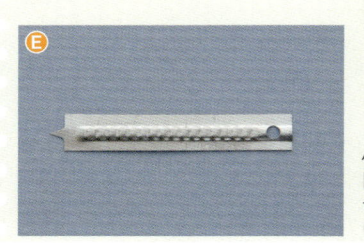

Ⓔ

小児ランセット
【製】フタバ採血針（フタバランセット）FL-3型（新生児足裏用）
（写真提供：株式会社フタバ）

Advance

その他の針　②プリックテスト（F）

プリックテストとは，アレルギー診断方法の一つで，アレルゲンエキスを皮膚に 1 滴垂らし検査用の針を皮膚の表面に押し当て 15 分後に反応を見る検査法である[3]．

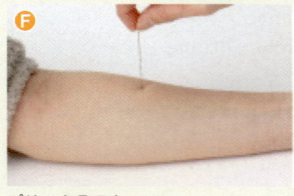

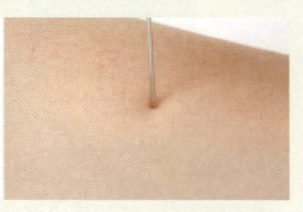

F

プリックテスト
【製】バイファケイテッドニードル
（株式会社東京エム・アイ商会）

文献

1) 株式会社テルモ：テルモカテラン針®のサイト
   http://www.terumo.co.jp/medical/equipment/me12.html
2) 株式会社テルモ：テルモ注射針のサイト
   http://www.terumo.co.jp/medical/equipment/me11.html
3) むさしのアレルギー呼吸器クリニックのサイト
   http://www.musashino-allergy.com/menu_1/menu_01.html

（中尾裕美子）

第4章 汎用器具　❶針

2 留置針

用途
輸液（血）製剤や薬液を投与する際の血管路として確保

すべての留置針は，内筒と外筒をもつ点で共通であり（図1），基本的な使用方法も同様である．

血管の形状，投与する製剤，投与方法によって太さや長さを選択する．

- 太さ：10〜24G（ゲージ）があるが，主に使用されるのは16G以上である．ゲージ数が小さいほど太い．太さ（管の直径）が2倍になると，管を流れる流体が受ける抵抗は1/16になる．つまり，太いほど速く投与することができる[1]．
- 長さ：管を流れる流体が受ける抵抗と管の長さは反比例する．つまり，短いほど速く投与することができる[1]．

※24Gの留置針は，抵抗を減らす目的で，短くなっているのが一般的である．短い針では，穿刺時に針先のコントロールが付きやすいというメリットもある．当然だが，深めの血管の確保には向かない．

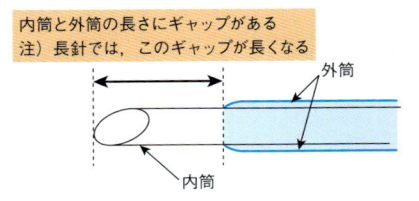

内筒と外筒の長さにギャップがある
注）長針では，このギャップが長くなる

図1 穿刺時における内筒と外筒のイメージ

1 留置針（短針タイプ）

特　徴	・止血弁付きや針刺し防止機構付き（Ⓐ）のものもある ・メーカーにより内筒の針先の形状が異なるため，穿刺したときの感覚に違いがある
使用方法	① 穿刺する血管を十分に選定する ② 皮膚表面に対して約30°にねかせて皮膚を穿刺し，逆血が確認できるまで針を進める ③ 逆血を確認したら，さらに針をねかせて2mm以上進める※ ④ 内筒を動かないよう固定し，外筒のみ血管内に進める ⑤ 内筒を引き抜く ⑥ 輸液ルートを接続し，逆血またはスムーズに滴下可能なことを確認する ※内筒の先端から外筒の先端までに距離があるため（図2）
備　考	・メーカーによりさまざまな仕様があるが，基本的な使用法は大きく変わらない ・日本工業規格（JIS）により，留置針の外径に応じ統一したカラーコードが決められている（表1）

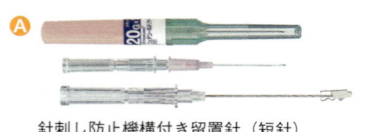

Ⓐ

針刺し防止機構付き留置針（短針）
【製】シュアシールドサーフローⅡ（フラッシュタイプ）（写真提供：テルモ株式会社）

図2　逆血は確認できるが，外筒は血管外に存在
皮下組織
血管内
血液が逆流

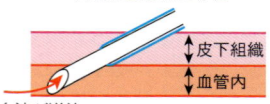

表1　留置針のカラーコード（JIS T3223：2011）

カテーテルの公称外径（mm）	ゲージ	色
0.6	26	
0.7	24	
0.8, 0.9	22	
1.0, 1.1	20	
1.2, 1.3	18	
1.4, 1.5	17	
1.6, 1.7, 1.8	16	
1.9, 2.0, 2.1, 2.2	14	
2.3, 2.4, 2.5	13	
2.6, 2.7, 2.8	12	
3.3, 3.4	10	

※針の太さのカラーコードとは異なることに注意

2 留置針（長針タイプ）

特　徴	・太く長いものが多く，太い血管や深い血管の穿刺に有用であり，主に体外循環（血液透析など）を行う際の血管路の確保に用いられる ・シリンジ付属型や，外筒のクランプが可能なもの，側孔タイプなど，使用用途によってさまざまな製品がある 【シリンジ付属型（**B**）】陰圧をかけながら穿刺することで逆血の程度をオンタイムで確認できるため，より確実に血管内へ留置することができる 【外筒のクランプが可能なタイプ（**C**）】留置後に鉗子などでクランプすることで，内圧が高い血管（内シャント，中心静脈，動脈など）を穿刺した後の，回路への接続を失血などなく安全に行える 【外筒に側孔が空いているタイプ（**D**）】より多くの血液を脱血するのに向くため，血液透析時の脱血路の確保に使われることがある
使用方法（シリンジをつけて使用する場合）	① 穿刺する血管を十分に選定する ② 皮膚表面に対して約30°にねかせて皮膚を穿刺する ③ シリンジで陰圧をかけながら，逆血が確認できるまで針を進める ④ 逆血を確認したら，さらに針をねかせて5mm以上※進める ⑤ 内筒を動かないよう固定し，外筒のみ血管内に進める ⑥ 内筒を引き抜く ⑦ 輸液ルートを接続し，逆血またはスムーズに滴下可能なことを確認する ※ 短針と比べ内筒の先端から外筒の先端までの距離がさらに長い（図1参照）ため
備　考	・針が太いため，比較的細い血管に用いるには正確な穿刺技術が必要である ・最近では，血液透析用針（≦17G）であっても圧を減らす目的で，短いものを用いることも多い ・透析用留置針の場合，脱血用針（外筒に側孔があるタイプ）は赤色，返血用針（外筒に側孔のないタイプ）は青色と分けられるのが一般的である

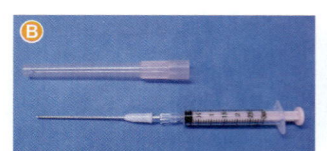

留置針（長針：シリンジ付属型）
【製】ハッピーキャス 600PP-E
（メディキット株式会社）

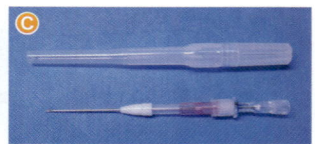

留置針（長針：クランプタイプ）
【製】ハッピーキャス クランプキャス NB
（メディキット株式会社）

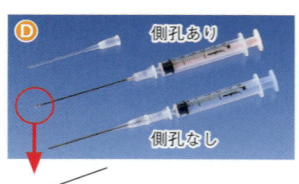

留置針（長針：側孔タイプ）
【製】Argyle™ メディカット™ カニューラ ルアーロック
（写真提供：日本コヴィディエン株式会社）

側孔タイプの外筒のイメージ

留置針の使い分け

基本的には，「どのような目的で使用するか？」，「どのような血管に使用するか？」を考慮し，針の種類を選択する．

どのような目的で使用するか？

輸液ポンプを用いた輸血

・圧力をかける輸血：溶血を避ける目的で，22G以上の針を用いることを推奨する
・自然滴下の場合：針の太さは溶血に寄与しない[1]

急速輸液が必要な（またはその可能性が高い）場面

・18G以上の針を用いる

その他

・急速な脱血（血液透析など）や中心静脈の確保が必要な場面以外では，長針は不要である
・例外的に，浮腫などで，浅い血管の確保が困難な場合は，深部の太い血管の確保を目的に長針を用いることがある．しかし，その場合，長針は長期留置に向かないため，その後の中心静脈カテーテル留置を考慮すべきである

どのような血管に使用するか？	
細い血管	細い（大きいゲージ数の）針を選択する
浅い血管	短針でもよい
深部の血管	長針を使用する
穿刺部が脆い（穿刺時に腫れやすい）血管	針の先端（液体が血管に流入・流出する部位）を穿刺部から離して留置したほうが，輸液製剤がもれにくいことがしばしば経験されるため，短針の中でも，特に短い針の使用は避けたほうがよい

留置時のよくある失敗例

①外筒先の折れ

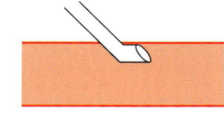

原因：抵抗があるのに無理に外筒を押し進める

②血管壁内に留置

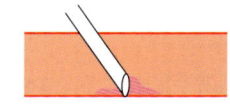

原因：逆血確認後，
- 十分に進めずに外筒を押す→外筒は血管内ではない
- 進めすぎて外筒を留置→内筒先端が血管を貫通
- 十分に寝かせずに外筒を進める→内筒先端が血管を貫通

③血管内膜に接触

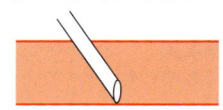

原因：・穿刺時の不十分な針の寝かせ
　　　・血管径自体が細い

文献

1) 「ICUブック 第4版」（Marino PL/著，稲田英一/監訳），pp5-7，メディカルサイエンスインターナショナル，2013
2) 「輸血学 改訂第3版」（遠山 博/編），非溶血性輸血副作用（免疫学的機序による副作用），p582，中外医学社，2004

（佐々木　彰）

第4章 汎用器具 ❶針

3 穿刺針

用途
特殊検査用の針

- ❶ **腰椎穿刺針**：髄膜炎などの診断時の髄液採取や腰椎麻酔時に必要
- ❷ **骨髄穿刺針**：骨髄採取により血液疾患や感染症を診断するために必要

1 腰椎穿刺針

名称	腰椎穿刺針，スパイナル針（Ⓐ）
特徴	・内筒と外筒からなる ・18〜25Gで針長は70〜90 mm ・脊髄腔専用の穿刺針
備考	・一般に使う太さは21〜23G．小児や脊椎間の狭い高齢者などは23Gより細い針を選択する ・抵抗を感じながら押し進めると簡単に折れ曲がるため注意 ・抜去時は内筒を戻してから抜く（針穴を介した髄液の流出を抑えることで硬膜の穿刺部に馬尾などがひっかかることを防ぎ，頭痛リスクが軽減できるためと考えられている）

Ⓐ

腰椎穿刺針
【製】テルモスパイナル針®
（写真提供：テルモ株式会社）

2 骨髄穿刺針

名　称	骨髄穿刺針（生検用含む）（B），イリノイ骨髄針（C）
特　徴	・内筒と外筒からなる ・8～18Gで針長は5～48 mm
備　考	・骨面に垂直に穿刺する ・穿刺前に針長を（骨膜までの距離＋1～2 cm）と調節する

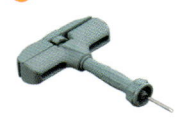

B

【製】Disposable Bone Marrow
Needles 骨髄穿刺針（胸骨用）
（写真提供：シーマン株式会社）

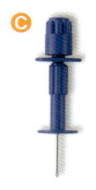

C

イリノイ針
【製】イリノイ骨髄穿刺針
© 2015 CareFusion Corporation
1章2-3の用手式骨髄針（A）と同じ器具

針の選択

腰椎穿刺
①脊椎間の狭い高齢者や小児では23～25Gを使用する
②痩せ型や肥満体型であっても，針の太さの選択に影響しない
③乳児や幼児の腰椎穿刺では，皮膚から腰部くも膜下腔までの距離が短いので，短い穿刺針を用いるか，注射用針で代用してもよい
④脊髄麻酔時の薬剤注入において，穿刺針の選択に変わりはない

骨髄穿刺
①痩せ型の患者や小児では，針長が短い穿刺針を選択する（施設内で選択可能であれば）
②針の太さは，骨髄組織生検も同時に行う場合は太めの針を選択するが，体格や年齢で太さの選択は変わらない

使用方法

● 腰椎穿刺
① 腰椎穿刺は，何よりも穿刺体位が大切である．脊椎間を広げるような姿勢を保持する
② 穿刺部位は**第2腰椎より足側から穿刺し**，硬膜を突き破る感触があれば，内筒を抜去し髄液を確認する
③ 禁忌
- 頭蓋内圧亢進時
- DIC（播種性血管内凝固症候群）など出血傾向があるとき（抗凝固薬内服時も注意）
- 穿刺部位に感染巣があるとき

● 骨髄穿刺
① 骨髄液採取のための穿刺は，胸骨か腸骨に穿刺するが，安全性の点から腸骨からの穿刺が多い
② 局所麻酔で穿刺した針の深さを確認し，骨髄針の長さを調節．確認した針の長さ＋1cm程度の長さにしてストッパー調節を行う
③ 穿刺時のpoint：骨皮質に当たるのを感じたら，骨に対して垂直に穿刺針を左右に回転させて押し進める．骨髄に入ると抵抗が弱まる．**手を離しても，骨髄針がしっかりと立つことを確認する**

文献
1) Parapia LA：Trepanning or trephines: a history of bone marrow biopsy. Br J Haematol, 139：14-19, 2007
2) 「診察と手技がみえる vol.2」(医療情報科学研究所/著), メディックメディア, 2010
3) 鈴木昭広：腰椎穿刺．「ズバリ！日常診療の基本講座 3 救急や病棟で必ず役立つ基本手技」(奈良信雄/編), pp90-100, 羊土社, 2014

（青木信也）

第4章 汎用器具
❷ シリンジ（注射器，注射筒）

1 シリンジ（ルアーチップ）

用途
薬剤などを投与する注入器と，採血などの検体を採取する吸引器としての役割をもつ医療用具

➡ 筒先（チップ）は差込むだけのスリップ方式とねじ止めが加わったロック方式がある．用途に応じて❶ シリンジのサイズ（容量），❷ 筒先の形状（ロックの有無）を選択する．

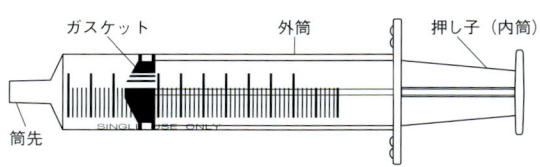

図1 ルアーチップシリンジの構造

1 シリンジのサイズ（容量）

表1 各シリンジ容量における総目盛量と薬液最大採取量の目安

容量	総目盛量	薬液最大採取量の目安
2.5 mL	2.5 mL	1.8 mL
5 mL	6.0 mL	4.5 mL
10 mL	12 mL	9.0 mL
20 mL	25 mL	18.7 mL
30 mL	35 mL	26.2 mL
50 mL	60 mL	45.0 mL
100 mL	120 mL	90.0 mL

特に調剤の場合，使用するシリンジ容量と薬液量とに差があると誤差を生じやすいため注意が必要である[3]．

2 筒先の形状（ロックの有無）

スリップ方式（ルアースリップ）とロック方式（ルアーロック）の2種類がある．ルアーロックはシリンジの脱落，ゆるみなどを防止するためのものであり，シリンジポンプはすべて「ロック式」を用いて脱落リスクを防ぐことが勧められている．また，スリップ方式の筒先の位置はシリンジ容量により異なり中口と横口とがある（※）．

種 類	スリップ方式		ロック方式（C）
名 称	ルアースリップ，スリップタイプ		ルアーロック，ロックタイプ
特 徴	差込み方式		差込み＋ネジ止め 輸液セットへの接続にコネクタが必要な場合がある（閉鎖式など）
適 応	・一般薬を扱う場合 ・ロック式が不要の場合 ・輸液セットの側注口（三方活栓やプラネクタ® など）からの薬剤投与 など		・シリンジポンプで使用 ・加圧による薬剤投与 ・毒性の強い薬剤投与 など
位 置	中口（A） 容量 1〜10 mL	横口（B） 容量 10〜100 mL	中口 すべての規格で中口

（写真提供：テルモ株式会社）

※10 mL以上のシリンジで採血する場合，筒先が中口だとシリンジの幅が邪魔して角度のついた手技となり不便であり，薬剤投与の場合は死腔に残液が溜まりやすいなどの理由から，筒先が横口になっている．

どう使い分ける？

● シリンジの選択
使用したい容量 ＋ 筒先の形状で決まる（表2）．

表2 シリンジ（ルアーチップ）の特徴一覧

容量	総目盛量／薬液最大採取量	筒先の形状と位置 スリップ	ロック
1 mL	1 mL	○ 中口	なし
2.5 mL	2.5 mL／1.8 mL	○ 中口	
5 mL	6.0 mL／4.5 mL	○ 中口	
10 mL	12 mL／9.0 mL	○ 中口, 横口	○ 中口
20 mL	25 mL／18.7 mL		○ 中口
30 mL	35 mL／26.2 mL	○ 横口	
50 mL	60 mL／45.0 mL	○ 横口	
100 mL	120 mL／90.0 mL	○ 横口	

● 内筒の色
使用される薬剤の用途に応じてシリンジのサイズを使い分ける．また，薬剤の種類によって押し子部分（内筒）が着色されているものと使い分けることがある（表3，図2）．

表3 着色の使い分け例 (文献6より引用)

黄色	経腸用（消化管用）
赤色	外用・管腔内など，血管に入れてはいけないもの
青色	劇薬（抗癌剤など，要注意薬）
無色	血管内一般薬剤

図2 使用例

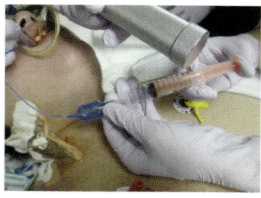

赤色シリンジ
気管挿管チューブのカフ挿入中

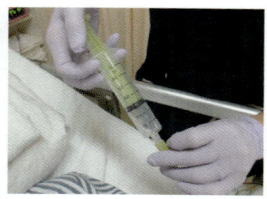

黄色カテーテルチップ
経管カテーテルより白湯注入中

文献

1) 「完全版 ビジュアル臨床看護技術ガイド」(坂本すが, 井手尾千代美/監, 木下佳子/編), 照林社, 2015
2) 「看護技術がみえる vol.2 臨床看護技術」(医療情報科学研究所/編), メディックメディア, 2013
3) 三宅知宏:注射剤の調製・投与に使う医療材料の基礎知識と適正使用. 月刊薬事, 52:1763-1769, 2010
4) 鷲澤尚宏:経管栄養デバイスの種類と特徴. 月刊薬事, 54:1791-1796, 2012
5) 厚生労働省医薬安全局長通知「医療事故を防止するための医用器具に関する基準の制定等について(注射筒型手動式医薬品注入器基準等)」(平成12年8月31日医薬発第888号)
6) 日本医師会医療安全器材開発委員会:「医療安全器材開発委員会 報告:接続器具・シリンジ・輸液セット・輸液機器等に関わる安全確保の検討」(平成14年2月)

(小松恵美子)

第4章 汎用器具　❷ シリンジ（注射器，注射筒）

2 カテーテルチップシリンジ（非血管接続用シリンジ）

用途
注射針や静脈ラインに接続できない筒先のものを指す

- 経腸栄養剤の投与時など，誤って静脈ラインと接続しない形状になっている．
- 筒先の基本的な形状に違いはなくシリンジのサイズ（容量）による使い分けが主となる．

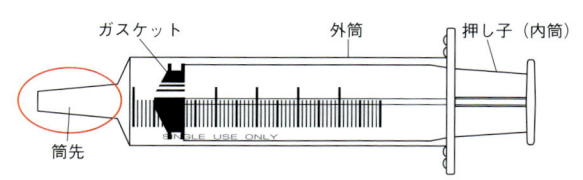

通常のシリンジ（ルアーチップ：前項参照）と基本構造は同じであるが，筒先の形状が異なりカテーテルチップと呼ばれる

図1　カテーテルチップシリンジの構造

1 シリンジのサイズ（容量）

- 容量のラインナップはシリンジ（ルアーチップ：前項参照）とほぼ同様
- 小容量のシリンジはメーカーによりラインナップが異なる
- 経腸栄養剤の注入の場合，大容量のシリンジでは注入回数が少なくすみ便利だが，一般的には100 mL未満がよいとされている
- 押し子が着色されているものが多く，用途により使い分けがしやすい（図2）

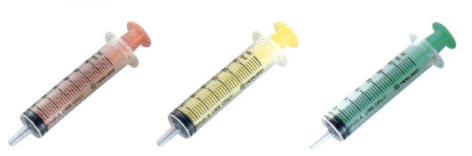

図2　押し子の色の例（赤色，黄色，緑色）

【製】テルモカテーテルチップシリンジ
（写真提供：テルモ株式会社）

2 筒先の形状（図3）

「カテーテルテーパー」という規格が用いられており，血管系ルートの接続部分（「ルアーテーパー」という規格）とは絶対に接続できない作りになっている（後述：表1参照）

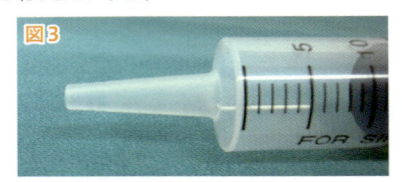

図3

ルアーチップとの違い

　カテーテルチップシリンジは経腸栄養剤の投与を行うことが多く，静脈ラインと誤って筒先が接続できないよう作られている（表1）．

表1　カテーテルチップの接続

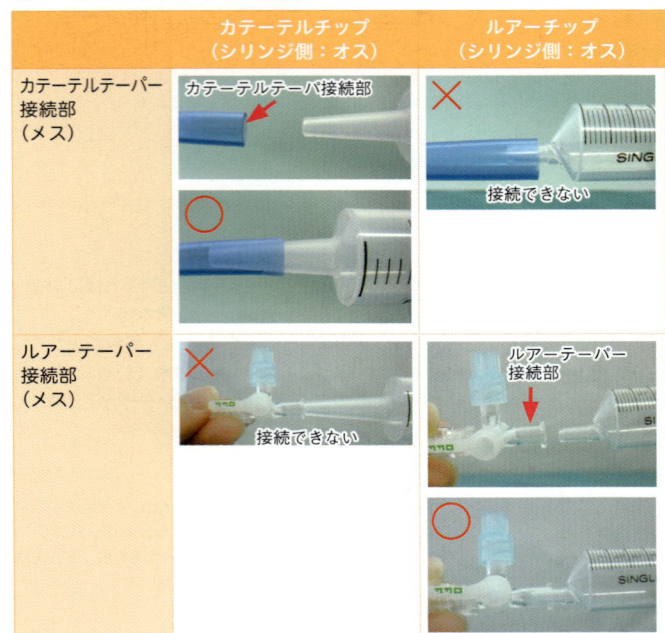

	カテーテルチップ （シリンジ側：オス）	ルアーチップ （シリンジ側：オス）
カテーテルテーパー 接続部 （メス）	カテーテルテーパ接続部	✕ 接続できない
ルアーテーパー 接続部 （メス）	✕ 接続できない	ルアーテーパー 接続部

このように，筒先の形状は血管系ラインへの誤接続・誤投与を防止するために異なった規格を使用するように厚生労働省医薬安全局長通知などにより周知されている．

文献

1) 「完全版 ビジュアル臨床看護技術ガイド」(坂本すが，井手尾千代美/監，木下佳子/編)，照林社，2015
2) 「看護技術がみえる vol.2 臨床看護技術」(医療情報科学研究所/編)，メディックメディア，2013
3) 三宅知宏：注射剤の調製・投与に使う医療材料の基礎知識と適正使用．月刊薬事，52：1763-1769, 2010
4) 鷲澤尚宏：経管栄養デバイスの種類と特徴．月刊薬事，54：1791-1796, 2012
5) 厚生労働省医薬安全局長通知「医療事故を防止するための医療用具に関する基準の制定等について（注射筒型手動式医薬品注入器基準等）」(平成12年8月31日医薬発第888号)

(小松恵美子)

第4章 汎用器具　❷ シリンジ（注射器，注射筒）

3 特殊シリンジ

> **用途**
> 固有の用途のためのシリンジ

一般的なシリンジは，静脈血採血や点滴作成時，静脈注射施行時に多く使用され，用途や容量に応じてシリンジのサイズを選択していくが，❶ **動脈血採血用シリンジ**や❷ **微量シリンジ（皮内注射用，インスリン注射用）**などの特殊シリンジは，シリンジ自体に特徴があり，それぞれ専用のシリンジを使用する必要がある．

1 動脈血採血用シリンジ（血液ガス測定用採血キット）

通気孔（図1）の有無と採取方法（血管穿刺採血か圧ラインからのルート採血か），測定方法（手動か自動か）によってシリンジを使い分ける．

特徴	・抗凝固薬（乾燥ヘパリンリチウム）が封入されている ・ガスケット内のフィルターにより血液と外気との接触を断つ ・通気孔タイプではガスケットを引いておくと動脈圧で自然に採血できる	
注意	・採血後シリンジ内のヘパリンとよく混ぜ合わせる（凝固予防） ・採血後はすみやかに検査を行う（血球は採血後も代謝しておりPaO_2は低下，$PaCO_2$は上昇する） ・すぐに検査できない場合には4℃以下で保存し2時間以内に検査する ・空気に触れると検査値に変動を起こすため注意	
通気孔の有無	あり	なし
製品例	シュアシールドプレザパック®（Ⓐ）	PICOサンプラー，safePICOサンプラー（Ⓑ），通常のシリンジ

採取方法	主に血管穿刺 ルート採血も可	主にルート採血 血管穿刺も可
動脈採血	動脈圧で自然採血可	用手的に吸引が必要
測定方法	測定器が検体を吸引するまで手動管理	手動管理，(セット後)専用サンプラーを測定器にセットすれば自動で測定

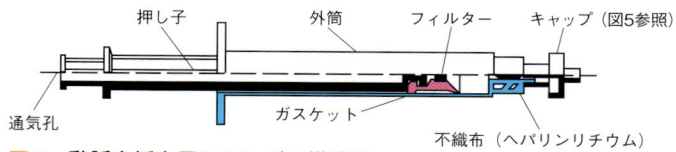

図1 動脈血採血用シリンジの構造図

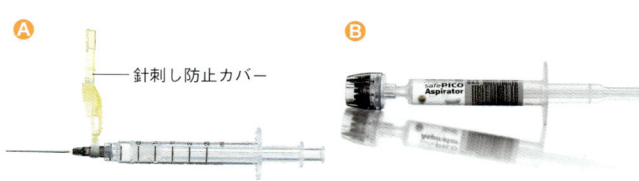

（押し子／外筒／フィルター／キャップ（図5参照）／通気孔／ガスケット／不織布（ヘパリンリチウム））

Ⓐ
血液ガス測定用採血キット
【製】シュアシールドプレザパック®
（写真提供：テルモ株式会社）

Ⓑ
血液ガス測定用採血キット
【製】 safePICO Aspirator
（写真提供：ラジオメーター株式会社）

● シュアシールドプレザパック®の使用方法

①針もとを持ち採血針を締め直し，針刺し防止カバーを穿刺の邪魔にならない位置に動かす
②押し子を外筒先端まで押し込んだ後ガスケットの先端を必要採血量の目盛りに合わせる（図2）
③採血針を動脈に穿刺しフィルターに血液がしみ込むまで採血する

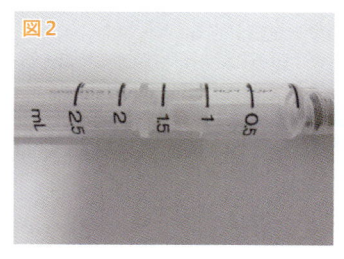

図2

動脈圧により自動的に血液がシリンジ内に流入し目的に合った血液量を採取できる．血液ガス分析に必要な血液は0.4 mL以下でよい．自施設で使用している血液ガス分析機の必要最少量の血液量を把握しておくこと

④採決後針刺し防止カバーをカチッと音のするまで指で押しロックする
⑤直ちに針刺し防止カバーを下に向けキリもみ状に回転させ血液とヘパリンリチウムをよく混和する

2 微量シリンジ-1）皮内注射

製品例	テルモシリンジ注射針付26Gツベルクリン用（Ⓒ）
特　徴	・シリンジ容量：1 mL ・表皮と真皮の間に薬剤を少量注入するため0.01 mL単位で目盛りがついている
使用方法	皮内注射で用いる薬剤を必要量吸い上げ使用する

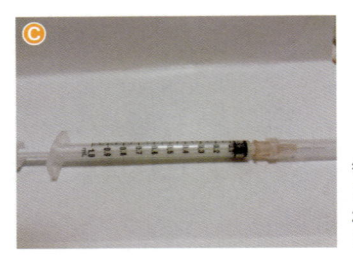

微量シリンジ-皮内注射用
【製】テルモシリンジ® 注射針付
26Gツベルクリン用
（テルモ株式会社）

2 微量シリンジ-2）インスリン用

製品例	インシュレット100単位/mL（Ⓓ）
特　徴	・インスリンは単位で投与量を指示されるためインスリン注射の場合シリンジの目盛りが単位である（表1） ・1単位は0.01 mL，100単位で1 mLとなる
使用方法	① 針のついていない場合には針をつけキャップをはずし注射量（単位）と同量のエアを吸引する ② 薬液容器のゴム栓中央に垂直に注射針を刺通して押し子を押し容器内へエアを注入する ③ 注射針を刺通したまま容器の上下を逆にして押し子を引き薬液を吸引する

備考	・単位とmLを間違えてしまうとインスリンの過剰・過少投与となるため注意する ・インスリンのバイアル製剤のラベルに記載してある数値の意味を理解しておくことも重要である

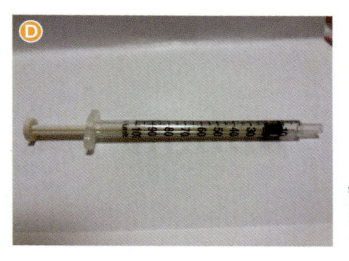

微量シリンジ–インスリン用
【製】インシュレット100単位/mL
（株式会社ジェイ・エム・エス）

表1 目盛りの違いに注意

	1 mLシリンジ	インスリン用シリンジ
外装（例）		
目盛り		

血ガスキットの使い分け

- **通気孔の有無**：前述

● 採取方法（穿刺かルート採血か）での選択

穿刺採血（図3）	ルート採血（図4）
・血液ガス用キットとして市販されているのは「針付の通気孔タイプ」であり使いやすい ・救急外来など一般検査とまとめて採血したい場合は大きめのシリンジで吸引採血し血液ガス用シリンジに分注することも多い	・通常のシリンジや測定器専用のシリンジを使用してプラグから吸引採血する ・通気孔タイプの針をはずしてプラグに接続すれば動脈圧で自然に吸引できる

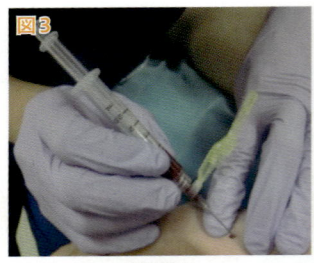

穿刺採血

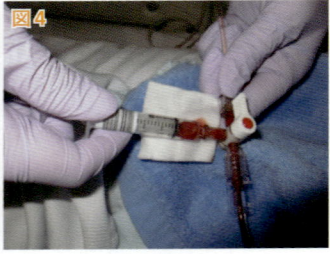

ルート採血

● 手動測定用か自動測定用かでの器具の選択

- 外来での単回検査や病棟で動脈ラインの入っていない患者などは手動用が多い
- 同時に検査する検体数が多い場合や，動脈ライン採血の患者では自動用が便利

手動測定：採血後のシリンジを測定器にセットし，検体を器械が吸引し終わるまで監視が必要

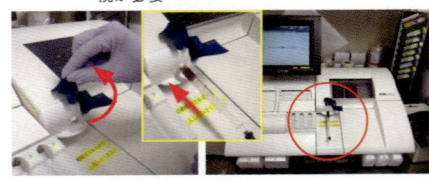

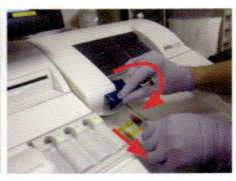

①接続部を手で開きシリンジを接続する　②検体吸引中はお任せ　③吸引が終わったらシリンジをはずして接続部のフタを閉めたところで測定がはじまる

自動測定：採血後のシリンジを測定器にセットすれば，その後は器械がすべて進めて
くれるため監視が不要

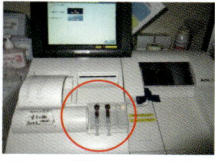

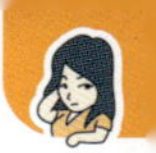

①シリンジをセットしたら後はお任せ
②台が吸引部分までスライドする 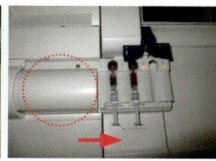
③測定器が自動で吸引をはじめ測定がはじまる 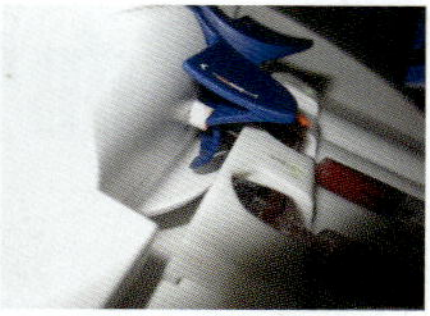

MEMO

黒いフタ（図5）の使い方

- 採血後の密封のため
- 動脈圧を利用せず通常のシリンジのように吸引したい場合
- 静脈から採血する場合

図5

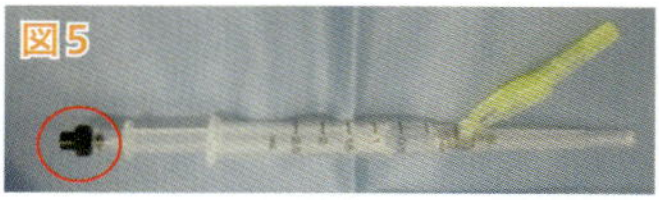

※図1のキャップのこと

文献

1) 「看護技術がみえる vol.2 臨床看護技術」(医療情報科学研究所/編)，pp62-65，p76，メディックメディア，2013
2) テルモ株式会社：シュアシールドプレザパック® 取り扱い説明書

(返田亜友美)

第4章 汎用器具　❸ 検体採取用具

1 採血管

用途
血液検査のために採取した静脈血を入れる試験管

血液検査には、血算検査、生化学検査、凝固検査、血液培養検査などがある。採血管に添加されている薬剤にもさまざまな種類があり検査ごとに専用の採血管が使用されるため、採血管の種類が多く注意が必要である。

1 真空採血管

目的	血液検査を行い、疾患の特定や症状の程度などを知る（検体採取後の保管）
特徴	・プラスチック製で管内は減圧されている ・一定量の血液が充填されるよう陰圧が調整されている（図1） ・抗凝固薬が添加されているものとそうでないものがある ・抗凝固薬は検査目的により多くの種類がある（表1）
使用上の注意	・抗凝固薬が添加されている採血管は、血液を充填後、抗凝固薬と血液を混和させるため転倒混和する ・血液充填後、氷冷が必要なものがある 　例）・**血中アンモニア**→時間経過とともにアンモニアが血球成分から遊離する。氷冷することで影響を少なくする 　　　・**トロポニン・ACTH**→室温放置により分解され、低値を示す ・複数の採血管に採血する場合、各採血管の添加剤による検査データへの影響をふまえて分注する順番に注意する（表2, 図2）

図1　採血管ゴム栓部分

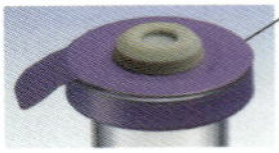

針をゴム栓部分に刺すと陰圧により必要量の血液が充填される。注入キットもある

表1 真空採血管の種類とその用途

	カラーコード	①検査項目, ②抗凝固薬の種類, ③備考		カラーコード	①検査項目, ②抗凝固薬の種類, ③備考
	薄紫	①血算, アンモニア, BNP (脳性ナトリウム利尿ペプチド), ACTH ②EDTA-2K		緑	①トロポニン ②ヘパリンリチウム
	黒	①血液凝固 ②3.2％クエン酸ナトリウム ③全血と抗凝固薬の比率9：1の血液量が必要であるので採血量に注意する		黄	①血液型全般, クロスマッチ用, 梅毒反応, 感染症血清反応, 非特異的血清反応 ②なし ③凝固促進フィルムが入っている
	灰	①血糖検査 ②フッ化ナトリウム, ヘパリンナトリウム, EDTA-2Na		ピンク	①β-Dグルカン ②ヘパリンナトリウム ③個包装されている
	ピンク	①生化学 ②なし ③凝固促進フィルム, 血清分離剤が入っている		茶	①薬物血中濃度 ②なし
	赤	①HbA1c ②EDTA-2K			

写真：【製】ベノジェクト® Ⅱ真空採血管（テルモ株式会社）
メーカーにより色や規格が異なるため，各施設で採用されている器具に合わせて使用すること

表2 複数の採血管に分注する場合の順番と添加剤（抗凝固薬）の種類

分注する順番	検査項目	添加剤	カラーコードの例	注意点
①	凝固	3.2％クエン酸ナトリウム	黒	直ちに転倒混和し，凝固させない
②	生化学	凝固促進フィルム，血清分離剤	ピンク	激しく混和すると溶血するので注意する
③	血算，アンモニア，トロポニン，ACTH	EDTA-2K	薄紫	直ちに転倒混和し，凝固させない
④	血糖	フッ化ナトリウム	灰	
⑤	その他（血液型，薬物血中濃度など）			

文献4を参考に作成
メーカーにより色や規格が異なるため，各施設で採用されている器具に合わせて使用すること

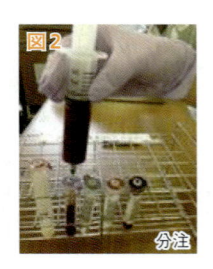

図2 分注

2 血液培養ボトル

目的	感染症の原因微生物を特定するため，培地が入った専用ボトル
特徴	・好気性菌用と嫌気性菌用とがある ・一般（成人）用と小児用とがある ・ボトル内には培地となる液体が入っている （小児用ボトルは少量の菌でも発育が促されるように一般用とは異なる薬液成分が入っている）
使用上の注意	・空気の混入を防ぐため嫌気性ボトルから注入する ・好気性ボトル1本＋嫌気性ボトル1本で1セットと表現する ・微生物の検出を確実にするため2セット採取する ・病原菌以外の菌がボトルに付着しないよう滅菌操作で採血をする ・病原菌以外の菌が混入しないようゴム栓部分をアルコール消毒する

種類	好気性ボトル	嫌気性ボトル	小児用ボトル
ラベルの英語表示	Aerobic	Anaerobic	
検出微生物	好気性の細菌もしくは真菌	嫌気性の細菌もしくは真菌	好気培養と嫌気培養の兼用
採取量	8〜10 mL	8〜10 mL	1〜3 mL
ボトル			

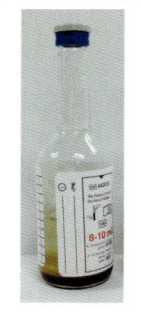

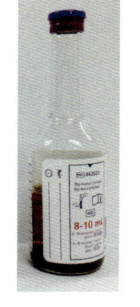

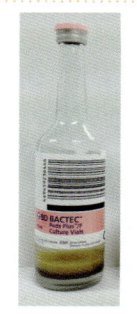

好気性ボトルはキャップが灰色，嫌気性ボトルはキャップが紫色．ラベルにもAerobic（好気性），Anaerobic（嫌気性）と表記されている

✦ Advance

その他の採血管

- 微量採血管（Ⓐ：表3）
  小児の採血は，駆血しても血管の視認や触知がしにくく，微量の血液で検査可能な採血管が使用される．
- キャピラリー管（毛細管）（Ⓑ：表4）
  新生児は踵部などの毛細血管から採血をするため，毛細管が使用される．

表3 微量採血管の種類

添加剤	カラーコード	検査項目	採血量
ヘパリンリチウム	緑	血算	150 μL
フッ化ナトリウム ヘパリンナトリウム	茶	血糖	
なし	青	生化学	

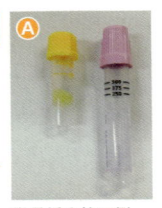

Ⓐ 微量採血管の例

表4 キャピラリー管（毛細管）の種類

添加剤	検査項目	採血量
ヘパリンナトリウム	血液ガス分析	150 μL

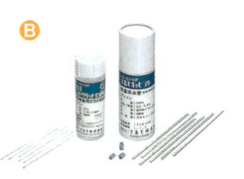

Ⓑ キャピラリー管（毛細管）
【製】テルモキャピラリー®
（写真提供：テルモ株式会社）

文献

1) 臨床検査振興協議会
   http://www.jpclt.org
2) 「Latest看護技術プラクティス」（竹尾恵子/監），第Ⅳ章検査時の看護技術，2 血液（静脈血）の採取．学習研究社，2003
3) 三井田 孝：先輩，教えてください！ 化学検査編（第1話）たかが採血されど採血．Medial Technology, 40：200-204, 2012
4) 「看護技術がみえる vol.2 臨床看護技術」（医療情報科学研究所/編），真空管採血をする順番．p50, メディックメディア，2013

（藤 由紀子）

第4章 汎用器具 ③ 検体採取用具

2 綿棒

用途

粘液や膿，分泌物などの検体採取に使用

➡ ❶ **細菌検査用**（塗沫鏡検，培養），❷ **抗原検査用**がある．
細菌検査用はゼリー（保存培地）入り滅菌綿棒で採取し，乾燥を防ぎ菌の死滅を防ぐ．
抗原検査用はゼリーなし滅菌綿棒．

1 細菌検査用綿棒（培地入り滅菌綿棒）

名 称	シードスワブ（Ⓐ），カルチャースワブ（Ⓑ）	
特 徴	ゼリー入りチューブ＋キャップつき滅菌綿棒（図1）からなる	
種 類	一般細菌用	耳鼻咽頭用
	キャップ：白，青 綿棒　　：太，プラスチック柄	キャップ：橙 綿棒　　：細，アルミニウム柄
採取検体	咽頭液，腟分泌物，眼脂，膿（開放創），便など	耳，目，鼻咽腔，泌尿生殖器などからの検体，小児の咽頭粘液なども可
使用方法	① 無菌的かつ消毒薬の混入は避け，病変部以外に触れないように採取 ② ゼリーに綿棒を差し込み，しっかりとキャップを閉める	
備 考	・塗沫鏡検はゼリー入り不可とする施設もある ・抗原検査は次の❷，便中原虫・虫卵検索は次項「各種容器」（4章3-3参照）を使用する ・淋菌・クラミジアPCRは専用のスワブ（液体入り容器つき）がある	

綿棒：太　細　太　　　　　　綿棒：太　細

細菌検査用綿棒　　　　　　　細菌検査用綿棒
【製】左からシードスワブ®　【製】カルチャースワブ™
γ1号，γ2号，γ3号　　　　（日本ベクトン・ディッキン
（栄研化学株式会社）　　　　ソン株式会社）

左：ゼリー入りチューブ　　右：キャップつき滅菌綿棒

綿棒部分（拡大）

一般細菌用：太　　耳鼻咽頭用：細

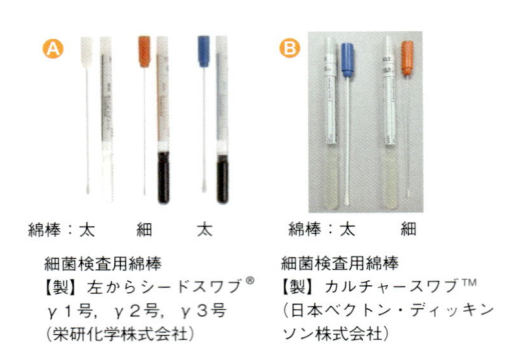

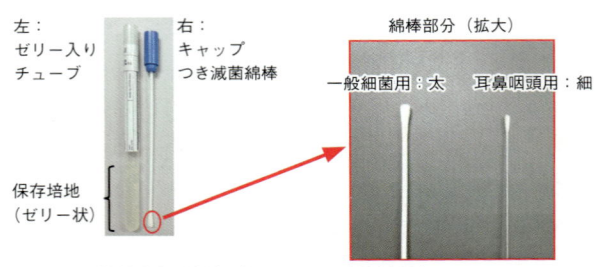

保存培地（ゼリー状）

図1　細菌検査用綿棒（培地入り滅菌綿棒）

● 補足
- 培地の組成や綿棒の太さによりキャップの色が異なり，列挙した以外の色も存在する．
- 黒い培地（チャコール：活性炭入り）は菌の保存を阻害する物質を吸着し，菌の保存性を高め，特にダメージを受けやすい菌の検体採取・輸送に適する．
- 採取箇所や目的菌により使い分けることが一般的であるが，施設により取り扱いが異なる場合もあり，施設指定の物を使用する．

2 抗原検査用綿棒

名　称	滅菌綿棒（C）	
特　徴	先端部が繊維つきの綿棒や，チューブ入り綿棒（D）もある	
種　類	咽頭用	鼻腔用
	太い綿棒	細い綿棒
目的菌（※）	溶連菌，アデノウイルス	インフルエンザ，RS ウイルス
使用方法	① 咽頭，鼻腔ぬぐい液や吸引液などを採取後直ちに検査を行う ② 搬送する場合は滅菌スピッツやチューブに入れる	
備　考	検査キット付属の綿棒や別売りの綿棒（綿棒のみまたはチューブ入り綿棒）を使用．ゼリー入りや柄が木製の綿棒は検査不可である	

（※）主要な採取箇所と目的菌であり，詳細は下記の「救急外来で汎用される抗原検査」参照．

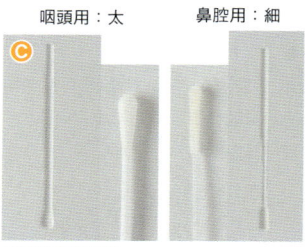

咽頭用：太　　鼻腔用：細

抗原検査用綿棒
(写真提供：日本ベクトン・ディッキンソン株式会社)

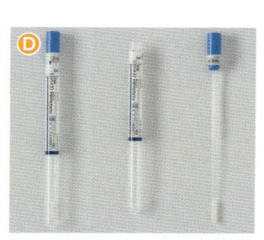

抗原検査用チューブ入り綿棒
【製】FLOQ スワブ
(写真提供：日本ベクトン・ディッキンソン株式会社)

救急外来で汎用される抗原検査

インフルエンザ，溶連菌（A群β溶血連鎖球菌），アデノウイルス，RS ウイルスなどの迅速検査キットがある（図2）．

a) テストプレート

溶連菌　　　　　　　　　　　インフルエンザ

アデノウイルス　　　　　　　RSウイルス

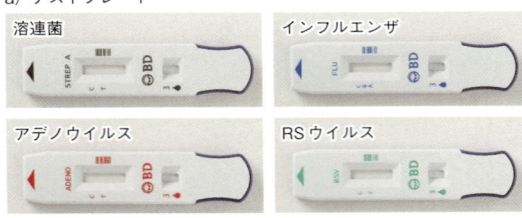

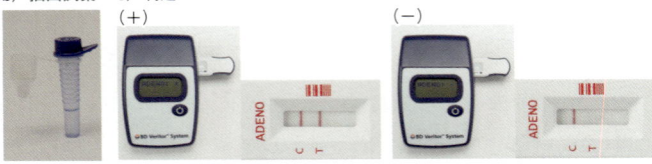

b) 抽出試薬　c) 判定
（＋）　　　　　　　　　　　　　　（－）

図2　抗原検査用迅速検査キット

【製】BD ベリター™ システム
（写真提供：日本ベクトン・ディッキンソン株式会社）
各キットの抽出試薬にて検体を抽出後，テストプレートに滴下．一定時間反応させ，判定する

表1　採取箇所（※キットにより採取箇所の制限が異なる場合がある）

溶連菌	咽頭ぬぐい液
アデノウイルス	咽頭ぬぐい液，鼻腔ぬぐい液・鼻腔吸引液，角結膜ぬぐい液
インフルエンザ	鼻腔ぬぐい液・鼻腔吸引液，咽頭ぬぐい液
RSウイルス	鼻腔ぬぐい液・鼻腔吸引液

表2　採取方法

咽頭ぬぐい液	咽頭後壁や扁桃の炎症部分を擦過
（後）鼻腔ぬぐい液	鼻腔の奥まで挿入し，スワブを数回回転させて擦過
膿・分泌液	表面の洗浄を行い，膿性部分を採取．創部は深部より採取
便	膿・粘血部分がある場合はその部位を採取〔水様便は採便容器（4章3-3参照）に採取〕 直腸採取可．便のスワブ採取を避ける施設もある

文献

1) 「細菌・真菌・原虫・感染症　診断・検査の手引き　第2版」（井上 栄/監），ビー・エム・エル，2009
2) 「広島市医師会だより」（藤田真美，桑原正雄/監），vol.544：2.4，2011
3) 山下知成：検体採取・保存・輸送時の注意点．Medical Technology, 40：1315-1320, 2012

（奥　真奈美）

第4章 汎用器具 ③ 検体採取用具

3 各種容器

> **用途**
> 尿，髄液，体腔液など血液以外の各種検体採取に使用

↳ 検査材料の違いによりスピッツやカップなどの容器を使い分ける．

滅菌・非滅菌のものがあり，非滅菌容器は細菌検査（塗沫鏡検，培養）には不適である．

1 スピッツ（試験管）

名 称	滅菌スピッツ（Ⓐ）	非滅菌スピッツ（Ⓑ）
特 徴	細長い容器	
	個別包装，スクリューキャップ	非包装，インナーキャップ
検査項目	細菌検査．非滅菌項目可	尿一般検査や細胞診など
採取検体	液体（尿，髄液，体腔液），膿，カテ先など	
使用方法	① カップや注射器にて採取後容器に入れる ② 容器内部は触れないように注意し，しっかりとキャップを閉める	
備 考	滅菌スピッツにはインナーキャップもあるが，スクリュータイプの方が無菌的操作に向き細菌検査に適する．どちらのタイプを用いるかは施設の取り扱いによる	

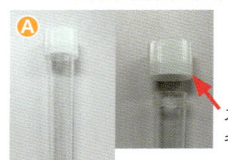

Ⓐ スクリューキャップ
滅菌スピッツ

Ⓑ インナーキャップ
非滅菌スピッツ

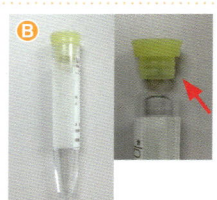

2 滅菌喀痰採取容器

名 称	滅菌喀痰採取容器（C, D）
特 徴	入口が広めの容器．メーカーにより形はさまざま
採取検体	喀痰
使用方法	① 喀痰を直接容器に採取する ② 容器内部は触れないように注意し，しっかりとキャップを閉める
備 考	・唾液様喀痰や綿棒にて採取された喀痰は検査に不適切 ・滅菌カップを喀痰採取容器にしている施設もある

C 【製】密閉型安全喀痰処理器材
（写真提供：日本マイクロ株式会社）

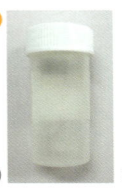

D 喀痰細菌検査容器

3 滅菌カップ

名 称	滅菌カップ	
特 徴	入口が広く，台形の容器	
	フタ：スクリュー式（E）	フタ：被せるのみ（F）
採取検体	固形検体，短いカテ先やガーゼなど滅菌スピッツでは取り出しにくいもの	
	液体は不可能ではないが，スピッツ採取が望ましい	液体不可
使用方法	検体採取後容器に入れ，しっかりとフタを閉める	
備 考	喀痰容器や採便容器とカップが同じ施設もある	

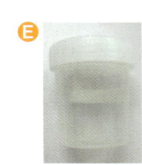

E 滅菌カップ（フタがスクリュー式）

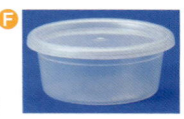

F 滅菌カップ（フタは被せるのみ）

採取方法

尿	尿道口を清拭し中間尿を採取（尿道炎を疑う場合は初尿）
膿（皮下膿瘍），穿刺液	・穿刺部位を消毒・乾燥後，注射器で穿刺・吸引して採取 ・ドレーン採取は深部の病巣より採取（出口は汚染の可能性あり）
喀痰	歯磨き後（可能な場合），水道水で数回うがいをし，喀出する
便	膿・粘血部分がある場合はその部位を採取（水様便は採便容器に採取）

- 細菌検査用は無菌的にかつ消毒薬の混入は避けて採取
- 細菌検査用は乾燥を防いで提出．微量検体には乾燥防止のため少量の滅菌生理食塩水を容器に入れる
- 嫌気性菌を疑う場合，可能であれば後述の嫌気性菌用輸送容器（嫌気ポーター：Advance参照）に入れてすみやかに提出

救急外来で汎用される抗原検査

- 便中ロタ・アデノウイルス，ノロウイルスなどの迅速検査キット（G，H）がある
- 採取容器は採便容器（施設によっては滅菌カップ）
- 各キットの抽出試薬にて検体を抽出後，テストプレートに滴下，またはテストスティックを試薬に浸す．一定時間反応させ，判定する

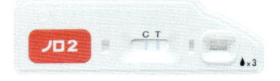

G テストプレート

ノロウイルス用迅速検査キット
【製】クイックナビ™-ノロ2
（デンカ生研株式会社）

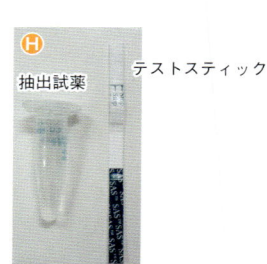

H 抽出試薬 テストスティック

ロタウイルス用迅速検査キット
【製】ディップスティック'栄研'ロタ
（栄研化学株式会社）

Advance

その他の容器

- 嫌気性菌用輸送容器（Ⅰ）
  嫌気性菌の検出を目的とする場合に使用．内部は炭酸ガスで充満し嫌気的に保たれている．嫌気状態が破綻（底の寒天がピンク色に発色）しているものは使用しない．
- 採便容器（J）
  便中ロタ・アデノウイルス抗原検査，CD抗原検査，原虫・虫卵検索などで使用．便培養と併用可能である．
  便潜血検査は専用容器がある（K）．
- 呼気採取バッグ（L）
  ピロリ菌検査で使用．

Ⅰ

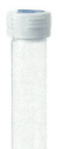

嫌気性菌用輸送容器
【製】ケンキポーター® Ⅱ
（写真提供：テルモ株式会社）

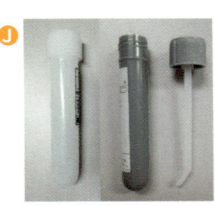

J

採便容器

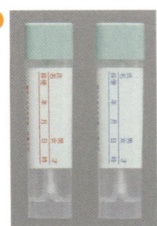

K

便潜血検査専用容器
【製】S採便容器
（写真提供：栄研化学株式会社）

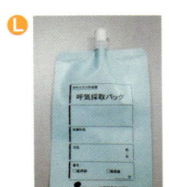

L

呼気採取バッグ
【製】UBiT・POCone® 専用呼気採取バッグ
（大塚製薬株式会社）

文献

1) 「細菌・真菌・原虫・感染症 診断・検査の手引き 第2版」（井上 栄/監），株式会社ビー・エム・エル，2009
2) 「広島市医師会だより」（藤田真美，桑原正雄/監），vol.544：2-5, voll.545：5, 2011
3) 総合検査案内（高橋 浩/監）：株式会社ファルコバイオシステムズ，2013

（奥　真奈美）

第4章 汎用器具　❹ 検査器具

1 血液迅速検査

用途
緊急検査やベッドサイド検査で即座に検査結果を知りたいときに使用

- ❶ 心筋マーカー迅速キット→心筋梗塞の際に血液中に出現するH-FABPや心筋トロポニンTなどを測定
- ❷ 簡易式血糖測定器→血糖値を測定
- ❸ 血液分析器→電解質・血液ガスデータ・pHなどを測定

1 心筋マーカー迅速キット

名　称	ラピチェック® H-FABP（Ⓐ），トロップTセンシティブ（Ⓑ），など
特　徴	全血150μLを滴下するだけで，15分以内に血液中のH-FABPや心筋トロポニンTを判定することが可能
使用方法	① EDTAまたはヘパリン添加全血スピッツで血液を採取 ② 採取した血液から付属のシリンジを用いて150μL採取 ③ 採取した血液をキット内の所定の位置に滴下 ④ 15分後に判定

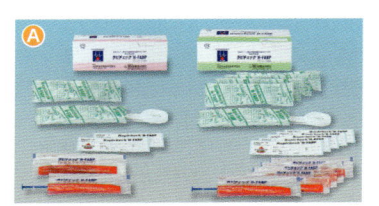

Ⓐ

心筋マーカー迅速キット（H-FABPを測定）
【製】ラピチェック® H-FABP
(写真提供：DSファーマバイオメディカル株式会社)

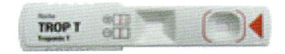

Ⓑ

心筋マーカー迅速キット（心筋トロポニンTを測定）
【製】トロップTセンシティブ
(写真提供：ロシュ・ダイアグノスティックス株式会社)

2 簡易式血糖測定器

名　称	血糖測定器
特　徴	指先や耳朶から採取した少量の血液で検査が可能
使用方法	① 専用の穿刺針を用いて指，耳朶より血液を採取 ② 血液をセンサーにつけることで，測定が開始 ③ 数秒で検査結果がモニターに表示される
使用上の 注意点	穿刺部をアルコール消毒した際は，アルコールが残っていると検査結果に影響するためアルコールを乾かしてから穿刺する
備　考	採取した血液が少量の場合，検査結果が正常に出ない場合がある

● 簡易式血糖測定器の種類と特徴

名　称	ワンタッチウルトラビュー® (C)	プレシジョン エクシード (D)	アキュチェックモバイル (E)
特　徴	・センサーセットによる自動電源 ・センサー排出レバーあり	ケトン体測定ができる	・穿刺から測定まで片手で行える ・本体と穿刺器具，試験紙一体型
測定時間	血糖測定：5秒	血糖測定：5秒 β−ケトン体測定：10秒	血糖測定：5秒

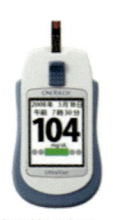

(C)

簡易式血糖測定器
【製】ワンタッチウルトラビュー®
(写真提供：ジョンソン・エンド・ジョンソン株式会社)

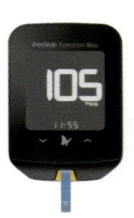

(D)

簡易式血糖測定器
【製】フリースタイルプレシジョンネオ
(写真提供：アボットジャパン株式会社)

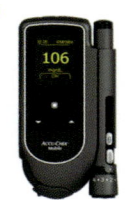

(E)

簡易式血糖測定器
【製】アキュチェックモバイル
(写真提供：ロシュ・ダイアグノスティックス株式会社)

●簡易式血糖測定器の使い分け

施設によっては，患者自己測定用と医療者測定用として，測定器を使い分けていることがある．

3 ポータブル血液分析器

名　称	i-STAT®1（アイ・スタット1）（**F**）
特　徴	小型で持ち運び可能，血液は微量で測定可能
使用方法	① カートリッジ（図1a）に採取した血液を注入（図1b） ② カートリッジをアナライザーに挿入する（図1c） ③ 約3分で測定結果がモニターに表示される
使用上の注意	・検体がすみやかに検査される場合は，凝固薬なしの血液が使用可能．それ以外の場合は，EDTAまたはヘパリン添加全血スピッツで採血した全血を使用する ・カートリッジは血液ガスの3項目（pH, pCO_2, pO_2）が測定できるものと，血液中の電解質を中心に測定できるものがあるため，測定内容によって使用するカートリッジを選択する

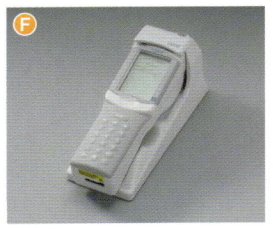

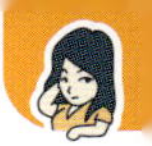

F

ポータブル血液分析器
【製】i-STAT®1
（写真提供：扶桑薬品工業株式会社）

図1a　開封前　カートリッジ

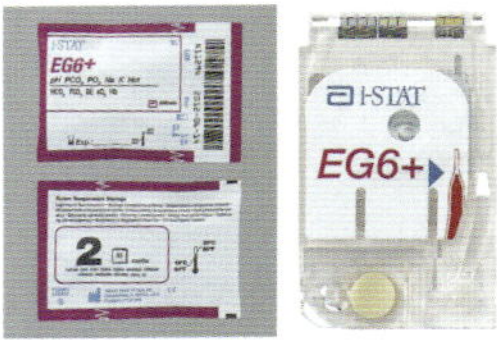

カートリッジは冷所から取り出し，常温でなじませて使用する

（写真提供：扶桑薬品工業株式会社）

図1b

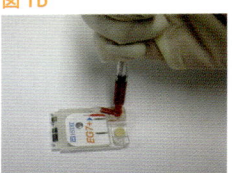

血液を注入マークまで満たし，フタをする

図1c

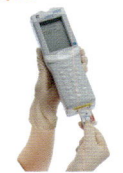

カートリッジをアナライザーに挿入する

（竹内廣美）

第4章 汎用器具　❹ 検査器具

2 尿検査

> **用途**
> 救急外来で汎用される尿検体の迅速検査として，一般尿検査や薬物同定キットや抗原検出キットがある

- ❶ 尿検査用試験紙
- ❷ 尿中乱用薬物スクリーニング
- ❸ 尿中抗原検出法→肺炎球菌とレジオネラ菌の検出が臨床応用されている

1 尿検査用試験紙

名　称	エームス尿検査試験紙®(Ⓐ)，ウロペーパー®，メディテープ®
使用方法	試薬が貼付されている試験紙を採尿した尿にひたし，試薬の変色で以下の項目について同時に測定・検出する
検査項目	比重，pH，白血球，亜硝酸塩，タンパク質，ブドウ糖，ケトン体，ウロビリノーゲン，ビリルビン，潜血，アルブミン，クレアチニン

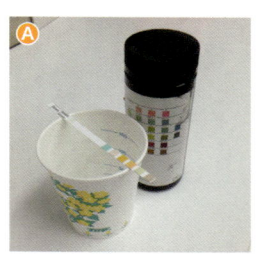

【製】エームス尿検査試験紙®
（シーメンスヘルスケア・ダイアグノスティクス株式会社）

2 尿中乱用薬物スクリーニング

名 称	トライエージDOA®（B），Instant View M-I®，STAT®
特 徴	・尿中に存在する一定濃度以上の乱用薬物やその代謝物を複数同時に検出する ・意識障害があり薬物中毒が疑われる患者に対して，乱用薬物をスクリーニングすることができる ・多くの病院でトライエージDOA®が頻用されているが，最近ではInstant View M-I®，STAT®といった新しいキットも発売されている

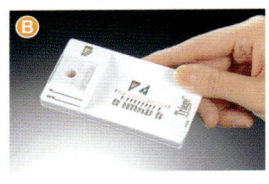

【製】トライエージDOA®
（写真提供：シスメックス株式会社）

	トライエージDOA®	Instant-View M-I®
目的	乱用薬物のスクリーニング	
使用検体	尿	
検出物	・PCP：フェンシクリジン ・BZO：ベンゾジアゼピン類 ・COC：コカイン系麻薬 ・AMP：覚せい剤 ・THC：大麻 ・OPI：モルヒネ系麻薬 ・BAR：バルビツール酸類 ・TCA：三環系抗うつ剤	・COC：コカイン系麻薬 ・MET：メタンフェタミン（覚せい剤） ・THC：大麻 ・BAR：バルビツール酸類 ・BZO：ベンゾジアゼピン類 ・TCA：三環系抗うつ剤
最低必要検体量	0.14 mL	2 mL
判定時間と検出法	・約11分 ・専用ピペットで尿をキットに入れて，各薬物検出ゾーンに現れるバンドを目視する	・約5〜7分 ・検体滴下窓に滴下し，目視判定する．各薬物検出ゾーンにラインが表れない場合を陽性とする
注意点	・本検査で陽性＝確定診断ではない．例えば，麻黄を含む感冒薬などを摂取すると，覚せい剤が偽陽性となることがある．陽性となった場合は内服状況の確認が必要 ・保険請求できない点にも注意が必要	
その他	体外診断用医薬品（承認番号21300AMY00288000）	研究用試薬

3 尿中抗原検出法

1) 肺炎球菌尿中抗原検査 (C)

目 的	尿または髄液中の肺炎球菌莢膜抗原の検出
使用検体	尿または髄液
最低必要検体量	50 μL
判定時間と検出法	・約15分 ・尿検体に浸した綿棒をキットにセットし，試薬を加えてから15分で陽性バンドの出現を目視で判定する
利 点	・抗菌薬投与後も検出可能 ・喀痰培養で不良検体しか採取できない場合，診断の一助となる
注意点	・肺炎球菌性肺炎治癒後，1〜3カ月陽性が続く場合があるため，治療効果判定には使用できない ・肺炎球菌ワクチンを接種後5日間は偽陽性となる可能性がある ・本検査の結果が陰性であっても肺炎球菌感染を完全に否定できない

2) レジオネラ尿中抗原検査 (D)

目 的	尿中 *Legionella pneumophila* 血清群1リポ多糖 (LPS) 抗原の検出
使用検体	尿
最低必要検体量	50 μL
判定時間と検出法	・約15分 ・尿検体に浸した綿棒をキットにセットし，試薬を加えてから15分で陽性バンドの出現を目視で判定する．
利 点	・短時間での判定が可能 ・検体の採取が容易

注意点	・血清群1以外の血清型や*L.pneumophila*以外のレジオネラ属に対する感度は低い ・本検査の結果が陰性であってもレジオネラ感染を完全に否定するものではない ・レジオネラ肺炎治癒後,1カ月以上も陽性を示すことがあるため,治療効果判定には使用できない

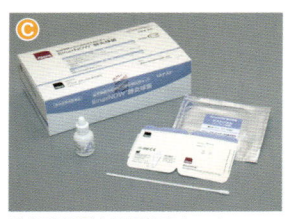

肺炎球菌尿中抗原検査キット
【製】BinaxNOW 肺炎球菌
(写真提供:アリーア メディカル株式会社)

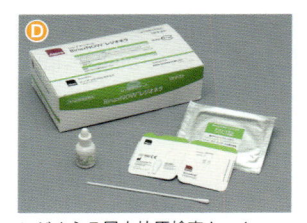

レジオネラ尿中抗原検査キット
【製】BinaxNOW レジオネラ
(写真提供:アリーア メディカル株式会社)

検査キットの使い分け

● 乱用薬物同定検査
意識障害における原因検索として使用される.同一施設で複数のキットを使い分けることはあまりない.各キットで検査できる薬物は前述の通りであり,採用を検討される際に参考にしていただきたい.

● 尿中抗原検査
主に肺炎と診断された患者で原因菌検索のため使用.
肺炎球菌検査は髄膜炎患者における髄液検査で使用することもある.

文献
1) 杉村朋子,他:尿中薬物簡易スクリーニングキット2製品の比較検討.日本救急医学会雑誌,23:842-850, 2012

(佐藤香菜子)

第4章 汎用器具
❺ カテーテル

1 非留置用カテーテル

用途
気管・鼻腔・口腔吸引などの異物除去（主に液体），口腔ケア時の洗浄水除去，導尿やガスブジーなど，一時的な体液・ガス排出などに使用する

↳ 使用する部位や目的によりカテーテルを使い分ける．
❶ 開放式吸引カテーテル
❷ 閉鎖式吸引カテーテル
❸ 間欠的導尿カテーテル

1 開放式吸引カテーテル（図1）
接続部の違い，太さの違い（表1），で使い分ける

使用目的と部位	・口腔，鼻腔や気管などからの分泌物を吸引するためのカテーテル ・商品によっては導尿などにも使用される	
接続部の違い	吸引圧調節口なし（Ⓐ）	吸引圧調節口あり（Ⓑ）
適応	手元で吸引圧を調整する必要がないとき	手元で吸引圧を調整する必要があるとき
特徴	手元でカテーテルを折り曲げたり鉗子などで閉塞させたりして吸引圧を調節する	吸引圧を調節しやすい

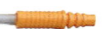

Ⓐ
開放式吸引カテーテルの接続部
（吸引圧調節口なし）
【製】サフィード吸引カテーテル
（写真提供：テルモ株式会社）

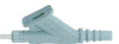

Ⓑ
開放式吸引カテーテルの接続部
（吸引圧調節口あり）
【製】サフィード吸引カテーテル調節口付
（写真提供：テルモ株式会社）

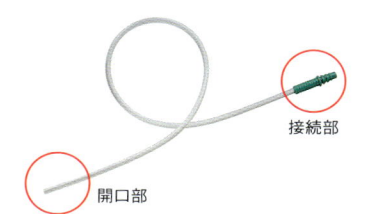

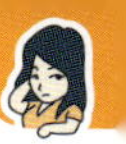

図1 開放式吸引カテーテルの部位の名称

【製】サフィード吸引カテーテル
（写真提供：テルモ株式会社）

接続部
開口部

カテーテルの太さの選び方
- 表1を目安に体格（小児/成人）に合わせて選択
- 気管チューブ吸引の際は気管チューブの内径（図2：↔）の1/2以下の太さを選択（図2，表2）

表1 太さの違い

カラー	サイズ(Fr)	適応・特徴
薄青	8	小児に用いられることが多い
黒	10	（ケースバイケース）
白	12	成人に用いられることが多い
緑	14	成人に用いられることが多い

カラーコードは2007年より国際標準化機構（ISO規格）により統一されている

図2

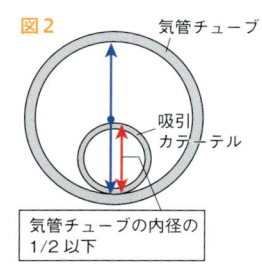

気管チューブ
吸引カテーテル
気管チューブの内径の1/2以下

文献2，p223より引用

表2 吸引カテーテルのサイズの目安 (文献2, p222より引用)

アダプターの色	カテーテル サイズ(Fr)	カテーテル 外径(mm)	気管吸引 気管チューブの内径(mm)
灰色	5	1.67	
薄緑色	6	2.00	
桃色	7.5	2.50	
薄青	8	2.67	
青緑	9	3.00	
黒	10	3.33	
白	12	4.00	
緑	14	4.67	
茶	15	5.00	
橙色	16	5.33	
赤	18	6.00	
黄色	20	6.67	

■：外径が気管チューブの内径の1/2以下

❷ 閉鎖式吸引カテーテル(図3)

名　称	エコキャス™（図3）	トラックケアー（ⓒ）
使用目的と部位	人工呼吸器に装着中の患者において，気管内の分泌物を吸引するために使用する	
特　徴	・呼吸回路を閉鎖したまま吸引ができるため，感染予防や開放による肺胞虚脱，低酸素血症を予防できる ・吸引ロックの形の違いなど，目的や製品により違いがある	
備　考	・吸引時に吸引ロックを解除し，押しながら使用する ・挿管用（経口閉鎖式吸引チューブ用）と，気切用（気管切開閉鎖式吸引チューブ用）がある（図4）	薬剤注入用Yアダプターが同封されている

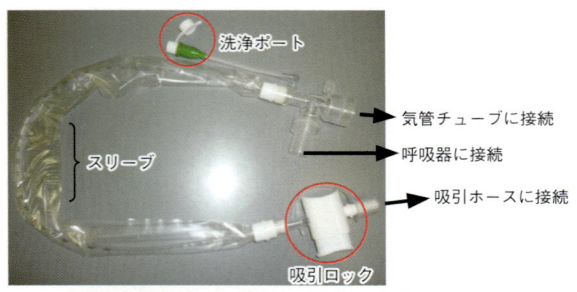

図3　閉鎖式吸引カテーテルの部位の名称
【製】エコキャス™
（日本コヴィディエン株式会社）

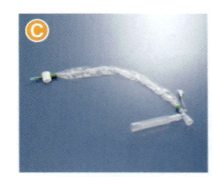

閉鎖式吸引カテーテル
【製】成人用トラックケアー24
（写真提供：ハリヤード・ヘルスケア・インク）

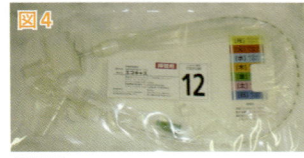

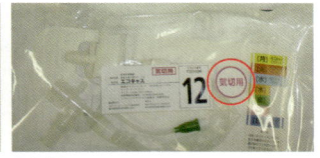

図4

挿管用　　　気切用

● カテーテルの長さの使い分け

気管切開用，気管挿管用で長さが異なることや，成人・小児などで吸引チューブの長さが異なる．

気管切開用	12〜15 cm
気管挿管用	気管チューブの長さ（※）＋2〜3 cm

※気管チューブの長さは，男性・女性，成人・子供で異なる．1章1-5参照
※文献2，p222を参考に作成

3 間欠的導尿カテーテル

汎用されるネラトンカテーテル，挿入困難の際に使用されるチーマンカテーテルがある．ネラトンカテーテルは開発者の名前にちなんだ名称である．チーマンカテーテルは本邦では米国のメーカー名にちなんだ名称として使用されているが，一般にはCaudé（肘の意）カテーテルと称される[3]．

名　称	ネラトンカテーテル（D）	チーマンカテーテル（E）
使用目的	通常の導尿時に使用	前立腺肥大など挿入困難で使用
特　徴	弾力性，柔軟性に優れており，滑らかな素材に作られているため，鼻腔や気道の吸引に際し挿入困難な場合に用いることもある	先端が彎曲しコシのある素材を使用
先端の形状	直	彎曲
素材（硬さ）	ふつう	硬い
使用方法	① 挿入部を消毒後，清潔操作で行う ② 先端に潤滑剤をつけ挿入する ③ 排出口を尿器に入れる	
注意点	逆流防止のため排尿口は膀胱よりも低い位置にする	

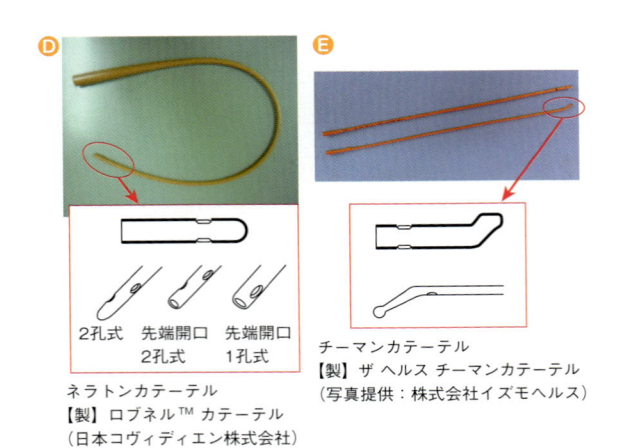

D

2孔式　先端開口　先端開口
　　　　2孔式　　1孔式

ネラトンカテーテル
【製】ロブネル™ カテーテル
（日本コヴィディエン株式会社）

E

チーマンカテーテル
【製】ザ ヘルス チーマンカテーテル
（写真提供：株式会社イズモヘルス）

● カテーテルの太さの違い，選択方法（図5）

CDCガイドラインでは「尿道カテーテルのサイズは十分な尿流出が得られる，可能な限り細いカテーテルを用いて尿道の損傷を減らす」とされている[4]．

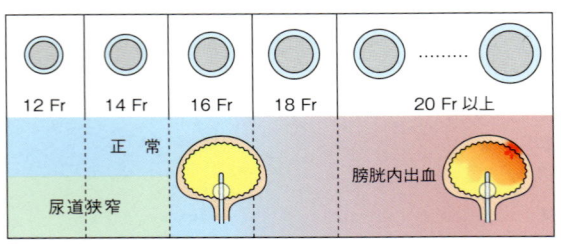

| 12 Fr | 14 Fr | 16 Fr | 18 Fr | 20 Fr 以上 |

正常
尿道狭窄　　　　　　　　　　　膀胱内出血

図5　サイズ選択の目安（成人の場合）
文献2，p305より引用

どう使い分ける？

カテーテル	部位	目的
開放式吸引カテーテル	口腔，鼻腔，気管	・分泌液や異物，血液などの除去 ・口腔ケア時の洗浄水除去
閉鎖式吸引カテーテル	気管	人工呼吸器装着中の患者において，気管中の分泌物を吸引するのに使用
間欠的導尿カテーテル	尿道	導尿，ガスブジー

- 吸引カテーテルを導尿に用いることはないが，ネラトンカテーテルは弾力性や柔軟性に優れているため，鼻腔吸引などに用いられることもある
- 開放式吸引カテーテルは，閉鎖式よりも硬い痰などを吸引するのに適しているので，人工呼吸器装着中の患者に使用される場合がある．閉鎖式では一定のルートをカテーテルが通るのに対し，開放式では手技によって吸引が可能である．また長さや太さの調整もできる．しかし，PEEPが高いと肺胞虚脱の可能性があるので使用できないこともある

文献

1) 「ビジュアル臨床看護技術ガイド　第3版」(坂本すが，山元友子/監，NTT東日本関東病院看護部/著)，pp230-242，pp305-318，照林社，2007
2) 岩田幸恵，他/監：「看護技術がみえる vol.2 臨床看護技術」(医療情報科学研究所/編)，メディックメディア，2013
3) 吉田 哲：Foleyカテーテルと時間尿量測定．「外科治療 2006年増刊：外科救急処置アトラス」，pp613-619，永井書店
4) CDC：National Nosocomial Infections Study Report, 2-14：1979

(齋藤莉絵香)

第4章 汎用器具　⑤ カテーテル

2 留置用カテーテル

用途
排尿時困難時などに尿道口から膀胱内にカテーテルを挿入して尿を排出させる方法

➡ ❶ **持続的導尿**：導尿カテーテルは一時的導尿と持続的導尿に分けられる．
- 一時的導尿（前項4章5-1参照）：排尿困難，尿閉，残尿測定，無菌採尿
- 持続的導尿（本項で解説）：創部の安静，汚染防止，水分出納管理

感染予防のための，確実な無菌操作や管理に加えて，処置に伴う苦痛や羞恥心の配慮が必要である．

❷ **直腸バルーンカテーテル**
❸ **肛門内留置型排便管理システム**

1 持続的導尿カテーテル

名称	フォーリーカテーテル2way（Ⓐ）	フォーリーカテーテル3way（Ⓑ）	チーマンバルーンカテーテル（Ⓒ）
先端の形状	直	直	彎曲
ルーメン数	2	3	2
素材（硬さ）	ふつう	ふつう	硬い
用途	最も一般的	膀胱洗浄が必要なとき（血尿など）	挿入困難のとき（前立腺肥大など）

特　徴	・尿道カテーテルの基本形 ・膀胱留置カテーテルとして最初に選択される	・膀胱洗浄のための灌流用ルーメンがある ・相対的に尿流出用ルーメンの内径が細いため閉塞しやすい	・先端が彎曲しコシが強い素材になっている

使用方法
① 手袋を着用し，尿道口および尿道口周辺を消毒する
② 挿入部位に潤滑油を塗布し尿道口よりカテーテルをゆっくり挿入する
　※ 男性の場合：15cm程度挿入し尿が流出してきたら2〜3cm進める
　※ 女性の場合：4〜5cm程度挿入し尿が流出してきたら2〜3cm進める
③ バルーンを膨らませる
　※ 生理食塩水でバルーンを膨らませると食塩が析出してバルーンから水が抜けなくなってしまうことがあるため必ず蒸留水を使用する

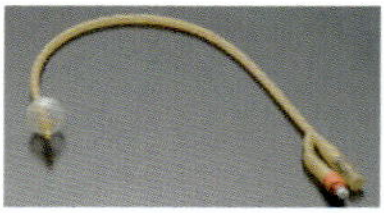

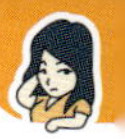

Ⓐ フォーリーカテーテル2way
【製】ANGEL 2WAY ラテックスバルーンカテーテル
（写真提供：恒産商事株式会社）

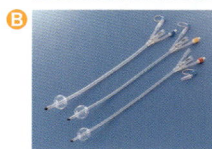

Ⓑ フォーリーカテーテル3way
【製】シリコーンフォーリーカテーテル3-WAY型
（写真提供：富士システムズ株式会社）

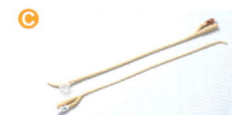

Ⓒ チーマンバルーンカテーテル
【製】ANGEL チーマンラテックスバルーンカテーテル
（写真提供：恒産商事株式会社）

2 直腸バルーンカテーテル (D)

用途	直腸挿入目的で，薬剤などの注入，洗浄，造影剤に使用する
使用方法	① 必要に応じて手袋を装着 ② 汚染に注意し，本品を取り出す ③ カテーテル挿入部に潤滑油を塗布し，肛門よりカテーテルを挿入する
注意点	・カテーテルの先端部側から肛門に挿入する ・挿入する部位の粘膜損傷に注意すること ・カテーテルを強く挿入しないこと，直腸穿孔を引き起こす可能性がある

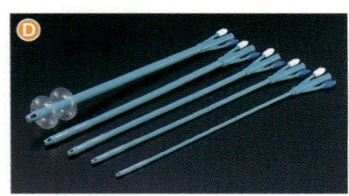

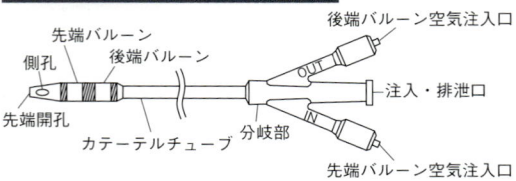

先端バルーン、側孔、後端バルーン、先端開孔、カテーテルチューブ、分岐部、後端バルーン空気注入口、注入・排泄口、先端バルーン空気注入口

【製】直腸バルーンカテーテル
(写真提供：クリエートメディック株式会社)
図は製品の添付文書より転載

3 肛門内留置型排便管理システム

用途	・直腸に留置する水様便および水様に近い泥状便（図1の6,7）における便失禁管理に使用する ・一時的に便失禁管理が必要な場合に使用，一般的
特徴	・国内では2つの製品が存在するが基本的用途は同じである ・図1の6,7のような排便が見られる場合に使用する ・皮膚損傷発生のリスクを軽減できる ・感染を防げる ・心理的，身体的な不快感を軽減できる
構造	直腸に挿入するシリコン性ドレナージチューブ＋便回収バッグ
禁忌	・1年以内に下部大腸，直腸の手術を受けた患者 ・直腸，肛門に傷がある ・直腸，肛門に腫瘍が疑われる場合
素材（硬さ）	柔らかい
使用方法	① 使用前にバルーンが拡張，収縮するか確認．バルーン内の空気は完全に抜いておく ② 患者を左側臥位にし，直腸へ挿入可能な体位にする ③ 直腸診にて直腸肛門角の存在と宿便がないことおよび肛門括約筋の緊張を調べ，装着が切であることを確認する ④ 手袋をはめ潤滑油を塗布した人差し指を，保持バルーンのカフフィンガーポケットに位置させた後，シリコンチューブ先端のバルーンに潤滑ゼリーを塗り，シリコンチューブを保持しバルーン先端を肛門に静かに挿入して括約筋を通過させバルーン部を直腸内に収める ⑤ 45 mLの水または生理食塩水でバルーンを膨張させ，バルーンに過度の圧がかからず直腸肛門角に接し，確実に直腸内に固定されていることを確認する．バルーンに45 mL以上の水または生理食塩水を入れないこと
製品名	フレキシシール® (E) / バード® ディグニケア® (F)
注意点	一時的に便失禁管理が必要な場合がある / 膀胱洗浄が必要なとき（血尿など）に使用
観察項目	・屈曲，便の残さ，シリコンチューブの閉鎖がないか観察 ・肛門周囲に皮膚トラブルがないか確認

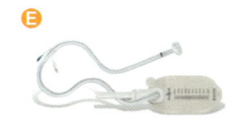

E 肛門内留置型排便管理システム
【製】フレキシ シール®
(写真提供：コンバテック ジャパン株式会社)

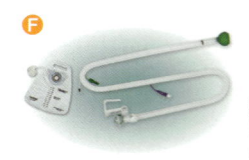

F 肛門内留置型排便管理システム
【製】バード® ディグニケア®
(写真提供：株式会社メディコン)

非常に遅い (約100時間)	1	コロコロ便		硬くてコロコロの兎糞状の便
	2	硬い便		ソーセージ状であるが硬い便
消化管の通過時間	3	やや硬い便		表面にひび割れのあるソーセージ状の便
	4	普通便		表面がなめらかで軟らかいソーセージ状, あるいは蛇のようなとぐろを巻く便
	5	やや軟らかい便		はっきりとしたしわのある軟らかい半分固形の便
	6	泥状便		境界がほぐれて, ふにゃふにゃの不定形の小片便, 泥状便
非常に早い (約10時間)	7	水様便		水様で, 固形物を含まない液体状の便

図1 ブリストル排便スケール
文献1より引用

尿道カテーテルの使い分け

表1　尿道カテーテルの適応

綿密な水分出納管理が必要な場合	術後患者，重症患者，末期がん患者など
重度の尿路通過障害をみとめる場合	前立腺肥大症，尿道狭窄
尿閉による水腎症や腎機能低下をみとめる場合	神経因性膀胱など
泌尿器科系の創部の安静保持	前立腺切除術，膀胱腫瘍切除術など

文献2より引用

● カテーテルの選択

- 尿道カテーテルには，さまざまな形状や材質，サイズがあり，患者の年齢や病態によって使い分ける必要がある．最も使用されているものはバルーン容量が5〜10 mLの2wayのフォーリー型カテーテルである（図2上）
- 血尿のため膀胱洗浄が必要な場合には，3wayカテーテル（図2下）を用いるとよいとされている．しかし，管腔が3つになることにより内径が細くなり，カテーテル閉塞をまねきやすいという欠点もある

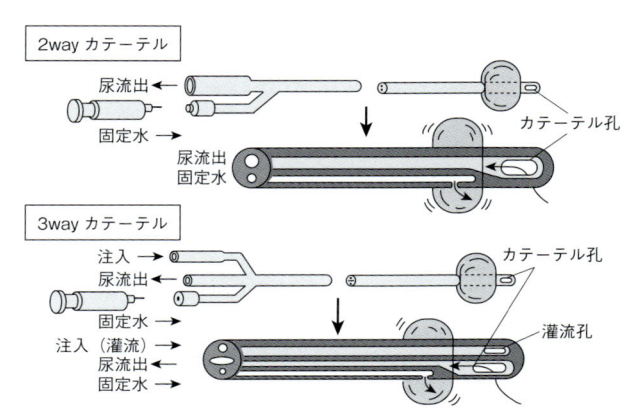

図2　2wayと3wayとの構造の違い
文献2より引用

● カテーテルの太さの選択（表2）

一般的には 14 Fr 〜 18 Fr（前項4章5-1 図5参照）．

● 閉鎖式について（G）

カテーテル関連尿路感染症予防策として，閉鎖式採尿システム（閉鎖式カテーテルキット：尿道留置カテーテルと採尿バッグが一体化したもの）を使用することが一般的である．

表2 太さのカラーコードの例

カラー	外径 (mm)	外径 (Fr)
グリーン	4.7	14
オレンジ	5.3	16
レッド	6.0	18
イエロー	6.7	20
バイオレット	7.3	22
ブルー	8.0	24
ブラウン	8.7	26

フォーリーカテーテル3wayの例

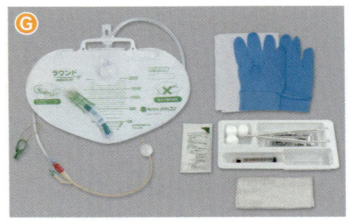

トレイ型閉鎖式導尿システム
【製】バード® I.C. シルバーフォーリートレイB
（写真提供：株式会社メディコン）

★ Advance

精密尿量測定用蓄尿バッグ（H）

蓄尿バックには精密尿量計がついているものがある．時間尿量測定が容易にできるため，術中や術後，急性期など尿量管理を厳密に行いたいと場合に用いられる．

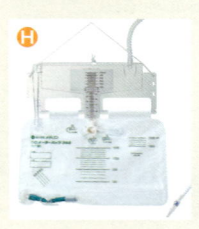

精密尿量測定用蓄尿バッグ
【製】ウロメーターバッグ350
（写真提供：株式会社メディコン）

☆ Advance

膀胱温モニターカテーテル（❶）

術中，術後，低体温管理中の患者の体温管理と持続導尿が同時に行えるカテーテル．
尿道カテーテルに温度センサーが組込まれたもの．

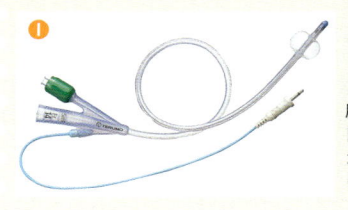

❶

膀胱センサー留置用カテーテル
【製】サフィード® シリコンバルーン
カテーテル温度センサー付
（写真提供：テルモ株式会社）

文献

1) 丹波光子：ナースが感じる排便ケアの疑問⑦　肛門内留置型排便管理システムについて．泌尿器ケア，18：36-39，2013
2) 田中純子：排尿のコンチネンスケア：尿道カテーテル管理の指導．月刊ナーシング，26：pp86-91，2006

（宮沢ゆい）

第4章 汎用器具　❺ カテーテル

3 治療用カテーテル

用途
- カテーテルを通して物質を体内に挿入する
- カテーテルから物質を出す
- 体外から圧迫止血する

カテーテルとは医療用に用いられる中空の柔らかい管を指す．本項で紹介する ❶ 経鼻経腸チューブ / ❷ イレウス管 / ❸ S-B チューブは基本的にはすべて経鼻で消化管への挿入が基本となる．カテーテルを挿入する用途は大まかに分類すると上のようになる．それぞれ疾患/目的により異なるため，それぞれについて把握することが大切である．

1 経鼻経腸チューブ（胃管，十二指腸管）

名　称	経鼻胃管，NG（nasogastric tube）チューブ，十二指腸管，空腸管	
適　応	① 上部消化管から余分なガス・液体をとり除く減圧やドレナージの用法 ② 栄養剤や栄養を投与するフィーディング（MEMO 参照）の用法	
分　類	胃管（Ⓐ）	十二指腸管/空腸管（Ⓑ）
先端留置部位	胃内	十二指腸/空腸
用途・適応	・胃液ドレナージ ・胃洗浄用 ・早期の経鼻フィーディング用	・胃液，十二指腸ドレナージ ・比較的長期にわたる経鼻フィーディング用 ・胃内停留時間が長い場合（胃管からの排泄量が多い場合） ・膵炎などでの経腸栄養

挿入方法	① 体位を仰臥位とし，上半身を30〜45度程度挙上し，鼻腔とチューブ先端にキシロカイン®ゼリーを塗布する ② 鼻孔から後咽頭までチューブを挿入し，嚥下により盲目的に食道内へ挿入する．だいたい50 cm程度で胃内に到達し，通常は55〜65 cmで固定することが多い ③ チューブの位置確認は，胃内容物の吸引もしくは注射器で空気を注入し聴診法で確認する．10〜20 mL程度の空気をすばやく挿入し，心窩部で気泡音を確認する ④ 確認できたら胸部X線にてチューブ先端の位置を確認する	① 盲目的/透視下/内視鏡下 ② 胃内への挿入方法は経鼻胃管と同じであるが，十二指腸以遠の挿入については透視下でカテーテル操作にて行われることが多い（❷のイレウス管参照） ③ 腸部（十二指腸以降）では90〜120 cmが固定の目安とされている ④ チューブの位置確認は腹部X線にてチューブ先端の位置確認をする
長所	・小児用から胃洗浄できるものまで太さの選択肢が多い 　小児用：3 Fr以上 　胃洗浄用：（成人）34〜36 Fr，（乳幼児）16〜28 Fr ・手技が比較的容易 ・栄養投与としては静脈栄養よりも生理的	・十二指腸や空腸へ留置した際にチューブによる合併症が少ない ・患者の違和感が少ない
短所	・接触による潰瘍形成 ・十二指腸管よりも誤嚥の危険が高い	・閉塞しやすい

MEMO

フィーディング

フィーディングは，消化管の機能は保持されているが，経口摂取ができない，あるいは経口摂取のみでは栄養必要量をみたせない患者に対して適応がある．経鼻経腸チューブは，チューブを経鼻的に胃・十二指腸あるいは空腸に挿入できる方法であり，比較的安価で留置も容易であるが，他の栄養投与法と比較して不快感が強い．

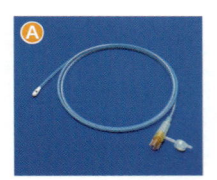

経鼻経腸チューブ（胃管）
【製】Kangaroo™ ニューエンテラル
フィーディングチューブ
（写真提供：日本コヴィディエン株式
会社）

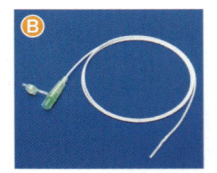

経鼻経腸チューブ（十二指腸管／空腸管）
【製】Kangaroo™ ニュートリフロー™
フィーディングチューブ
（写真提供：日本コヴィディエン株式会社）

● 備考

経鼻胃管にはレビン型（単管構造）とサンプ型（二重構造）の2種類がある．薬物や栄養剤の投与にはレビン型を用いる．サンプ型は内空が閉塞しにくいので，持続吸引に適している．
通常の医療で用いられる経鼻胃管は14〜18 Frであり，胃洗浄で用いる場合には除去したい薬物片が通過しにくい．そのため，胃洗浄では先端が丸く，側孔が複数ある専用の経口胃管を使用することが勧められている．

2 イレウス管

減圧を目的としたチューブは鼻腔から挿入するタイプと経肛門的に挿入する直腸チューブ（192ページMEMO参照）がある．
臨床的に多く用いられるのは下記に詳しく述べる鼻腔挿入タイプである．

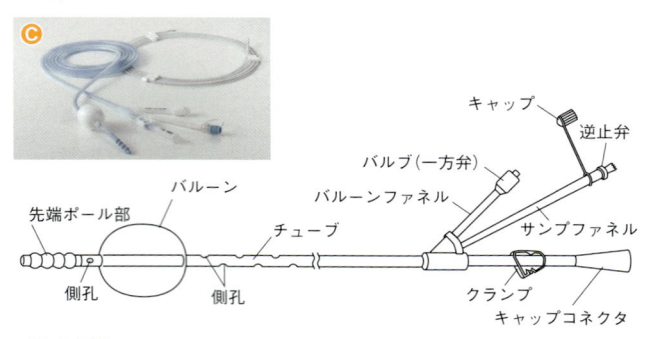

イレウス管
【製】ファイコン親水性イレウスチューブセット シングルバルーン型
（写真提供：富士システムズ株式会社）
図は製品の添付文書より転載

名　称	イレウス管（ⓒ），イレウスチューブ，腸管減圧用チューブ
特　徴	・経鼻経腸管と比較してルーメン数が多くなり，先端を進めていくためにバルーンを膨らませることになる ・成人では300 cmで16～18 Frが汎用されており，ガイドワイヤーを先行させて挿入できる先端開口型とガイドワイヤーをスタイレットとして用いる先端閉鎖型の2種類がある
用途・ 適応	腸閉塞時の保存的手段として腸管内の減圧のために用いる．イレウス管は胃を超えて小腸まで管を進めるため，拡張した腸管内容やガスを吸引排除することができる．また，減圧した後にイレウス管より造影剤を注入し小腸造影することで閉塞部位の診断にも有用
挿入方法	胃までの挿入方法は基本的には❶の経鼻経腸チューブとほぼ同様であるが，以下に相違点および注意点を述べる． **＜透視下の場合＞** ・イレウス管は胃を超えて小腸まで進めるため，X線透視下でガイドワイヤーを用いて挿入する ・基本的にはTreitz靱帯を超えて挿入する．イレウス管の幽門通過が困難なときは体位変換して挿入する ・Treitz靱帯を超えたところでバルーンを膨らませて腸管内を進めやすくする ・イレウス管は減圧されて腸管の蠕動回復に伴って管がさらに肛門側へ進んでいくことが多いため，胃内もしくは鼻に遊びをつくっておく **＜透視下でない場合＞** ① 内視鏡を用いる場合 　→把持鉗子を用いる場合（先端閉鎖型）： 　　イレウス管の先端に絹糸を結紮し，その糸を内視鏡の鉗子でつかんでイレウス管の先端を十二指腸に誘導する 　→ガイドワイヤーを用いる場合（先端開口型）： 　　内視鏡の鉗子口を通して十分な長さのガイドワイヤーを十二指腸下行脚まで挿入留置し，ガイドワイヤーを残したまま内視鏡を抜去し，口腔から出たガイドワイヤーはネラトンカテーテルなどを使って経鼻に変更する．その後，ガイドワイヤーに沿ってイレウス管の先端を十二指腸まで挿入する

挿入方法	② 内視鏡を用いない場合 経腸チューブを使って挿入時の抵抗を感じながら幽門を超える方法や少量の水を注入して超音波で確認しながら幽門を超える方法などが報告されているが，まだ一般的とはいえない
長　所	・治療とともに閉塞部位の診断ができる ・経鼻胃管に比べて減圧できるとする報告もある
短　所	挿入手技がやや困難であり，挿入時に苦痛を伴うことがある

> **MEMO**
>
> **肛門挿入型**
>
> 遠位大腸の減圧用．口側に腸管拡張がある場合（特に回盲部の径が9〜10 cmに達する場合），直腸チューブによる減圧が必要になることもある．

3 S-Bチューブ

食道静脈瘤/胃噴門部静脈瘤からの大量出血が疑われる止血目的に使用される．その際にも第一選択は緊急内視鏡であるが，ショックや肝性脳症で緊急内視鏡が施行できないときにはとりあえずの処置としてS-Bチューブや止血用胃バルーンを挿入して一時止血をはかる．静脈瘤出血の90％以上はバルーンタンポナーデによる一時止血が可能である．

長期留置は食道や胃粘膜の虚血をきたし，びらんや潰瘍の形成，あるいは食道穿孔/胃穿孔の危険性があるため早期（48時間以内）にバルーンを抜去し，待機的に内視鏡治療をすることが重要．

名　称	S-Bチューブ（Sengstaken-Blakemore Tube）（**D**）	止血用胃バルーン（**E**）
特　徴	下部食道/胃噴門部の止血目的に2つのバルーンあり	胃噴門部〜穹窿部の止血目的に1つのバルーンあり
用途・適応	食道静脈瘤/胃噴門部静脈瘤の止血目的	胃噴門部静脈瘤/胃穹窿部静脈瘤の止血目的
挿入方法（図1）	① 胃管と同様にキシロカインゼリーを十分につけ経鼻的に胃内に挿入し，完全に胃内に入ったことを空気注入によるバブル音で確認するとともに透視下でも確認する ② 胃バルーンに空気を200〜300 mL注入し，注入後にゆっくりとチューブを牽引し，鼻孔部にスポンジを挟んで固定する ※500 gの重りで牽引することもある（図1b）． ③ 食道バルーンにマノメーターを接続し，バルーンの圧が35〜40 mmHgになるように空気を注入し，1〜2時間ごとに圧を確認する．食道潰瘍/粘膜壊死の危険性があるため，6〜8時間ごとに空気を抜き，5分ほど圧迫しない状態で経過観察しその後に再加圧する ④ 抜去の際には必ず食道バルーンから虚脱させる．そうでなければ，チューブが抜けてしまい気道を閉塞する恐れがあるため危険である	① 胃内までの挿入方法はS-Bチューブと同様 ② 胃内にチューブが入ったことを同様の手順で確認し，胃内のバルーンに200〜250 mLの空気を注入し胃バルーンを膨らませ，ゆっくりとチューブを牽引し，鼻孔部にスポンジを挟んで固定する ③ 止血が確認されたら，胃内のバルーン圧を少しずつ下げ，出血しない程度の低い圧力で12時間以上48時間以内の間維持する

長所	応急処置としては有効	応急処置としては有効
短所	・長時間留置で食道潰瘍/粘膜壊死の危険性あり ・留置時間の限界は48時間とされる ・根治できない	・長期留置で粘膜壊死の危険性あり ・留置時間の限界は48時間とされる ・根治できない

Ⓓ

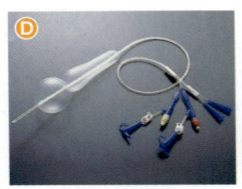

S-Bチューブ
【製】TSBチューブ
(写真提供：住友ベークライト株式会社)

Ⓔ

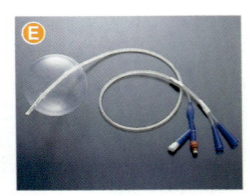

止血用胃バルーン
【製】TSBチューブ
(写真提供：住友ベークライト株式会社)

a) 空気 / 食道バルーン用 / マノメーター / 食道バルーン圧 30〜40 mmHg / 胃バルーン

b) ひも / 500gの重りで牽引 / スポンジ / 胃バルーン / 食道バルーン

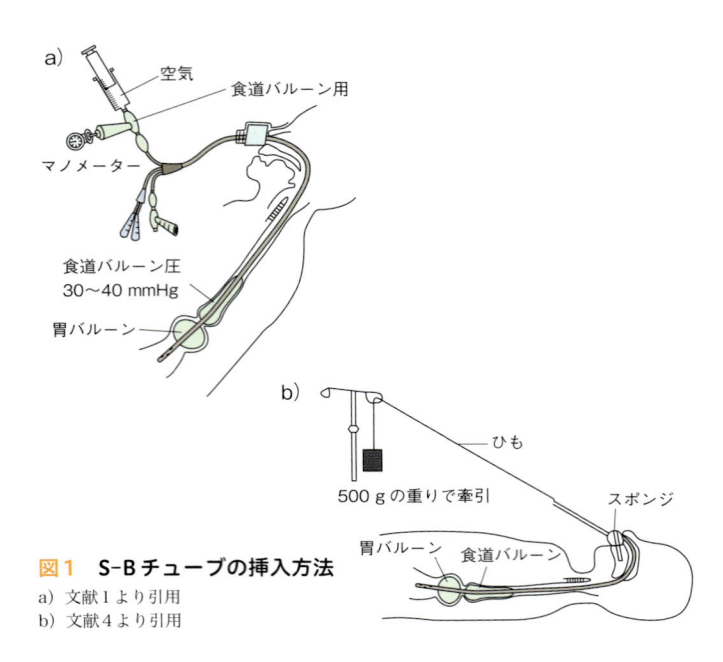

図1 S-Bチューブの挿入方法
a) 文献1より引用
b) 文献4より引用

臨床的観点からの使い分け

基本的には，消化管から管を介して入れるか出す方法，もしくは外からの圧迫による止血の方法に用いる．以下に経腸栄養のアルゴリズムを示す（図2）．
また，減圧をしたいときには，具体的にはイレウス管挿入もしくは経鼻胃管挿入を考慮するが，イレウス管挿入と経鼻胃管挿入の適応は厳密にはなされていないのが現状である．古い論文では胃管でもイレウス管でも手術介入を必要とした有意な差はないとされていたが[5]，イレウス管挿入で有意に症状改善したとの報告もあり[6]，いまだに議論がなされている．

圧迫止血の場合は基本的には内視鏡が適応となるが，環境/時間/技術などの問題で緊急内視鏡が難しい際には，出血が予測される部位別に応じて下部食道〜胃噴門部であればS-Bチューブを，胃噴門部〜胃穹窿部が予測される際には胃バルーンチューブが選択される．

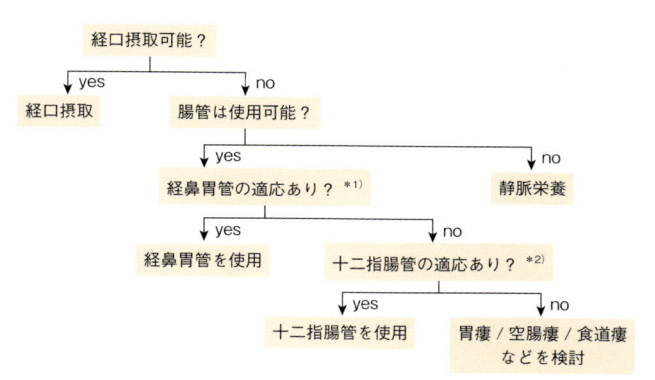

図2　経腸栄養のアルゴリズム

* 1）経鼻胃管の適応：腸管は使用可能であるが，経口的に十分な摂取が難しい場合，比較的短期間（6週間未満）の栄養経路として期待されるとき
* 2）経十二指腸管/経空腸管の適応：腸管は使用可能であるが，経口的に十分な摂取が難しい場合にかつ経鼻胃管の使用ができないときに考慮される．経鼻胃管が難しい状況として，胃以遠の通過が難しいとき，膵炎などで膵管合流部以遠に留置したいとき，胃切除後

文献

1) 小原勝敏：肝硬変患者における食道・胃静脈瘤破裂の救急対応．「消化器BooK 07 緊急時に迷わない！消化器症状への救急対応」（藤田直孝/企画），pp82-87，羊土社，2011
2) 「NST完全ガイド改訂版」（東口髙志/編），pp98-107，照林社，2011
3) 岸原文明：管を入れる．臨床研修プラクティス，4：61-65，2007
4) 「救急レジデントマニュアル 第5版」（相川直樹/監，堀 進悟，藤島清太郎/編），p421，医学書院，2013
5) Fleshner PR, et al：A prospective, randomized trial of short versus long tubes in adhesive small-bowel obstruction. Am J Surg, 170：366-370, 1995
6) Chen XL, et al：A prospective randomized trial of transnasal ileus tube vs nasogastric tube for adhesive small bowel obstruction. World J Gastroenterol, 18：1968-1974, 2012

（小谷倫子）

第4章 汎用器具　6 処置具

1 消毒

用途
消毒は，感染予防の基本で，人に対して有害な微生物を殺すことである

消毒の方法はアルコール消毒（❷ 消毒用エタノール）が基本だが，アルコールが使用できないケースや，消毒液によっては粘膜障害を起こしうることなど，特徴を押さえて使い分けをする（❶ ポビドンヨード10％／❸ クロルヘキシジン（ヘキシジン）／❹ その他）．

1 ポビドンヨード10％

名称	イソジン®，イオダイン（Ⓐ）など
特徴	・色は黒褐色，ヨウ素の特異な匂いがする ・殺菌作用は遊離ヨウ素の酸化作用による ・**皮膚の水分と反応して消毒作用を発揮する**ため，即効性が低い 　→ 2回消毒する場合，5分程度の時間がかかる
備考	ドライヤーや手で扇いでの乾燥は意味がない

2 消毒用エタノール

名称	ワンショットプラス®（Ⓑ）
特徴	・細菌減少効果が強い（ポビドンヨードの10倍以上） ・効果発現までも数秒と最も短い（エタノールは15秒以内）
備考	・ほとんどの微生物に有効であるが，芽胞には効かない ・アルコールにアレルギーのある人へは使用できない

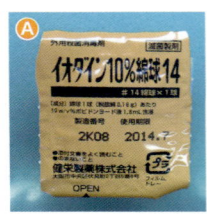

ポビドンヨード10%
【製】イオダイン10％綿球14
（健栄製薬株式会社）

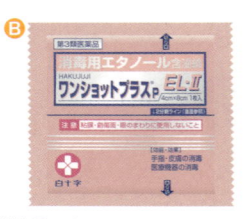

消毒用エタノール
【製】ワンショットプラスP EL-Ⅱ
（白十字株式会社）

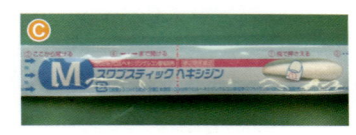

クロルヘキシジン（ヘキシジン）
【製】スワブスティックヘキシジン
（株式会社スズケン）

3 クロルヘキシジン（ヘキシジン）

名　称	ヘキシジン（Ⓒ），ヒビテン®液，マスキン®液，ヘキザック®など
特　徴	・細菌類の不活性時間が長く，手術野の皮膚消毒や術前の手指消毒に使用されることが多い ・グラム陰性桿菌に対して，殺菌に要する時間が長くかかる（5分待っても殺菌されない菌種あり） ・皮膚に対する刺激性が少ない
備　考	・**一般的に粘膜への使用は禁忌**（アナフィラキシーショックを起こしうる） ・濃度によって使い分けをするため，必ず**濃度**に注意する（表1） ・アルコール含有液のものもあるため，アレルギーに注意する

表1　クロルヘキシジンの濃度別用途表

濃度（％）	用途
0.02	外陰部，外性器の皮膚消毒
0.05	皮膚の創傷部位，または結膜嚢の消毒
0.5	手術部位の皮膚消毒，血液培養時の皮膚消毒
4	手術前の手指洗浄

4 その他

● 逆性石けん（ザルコニン®，オスバン®：表2）
細菌の細胞膜タンパク質を変成させることによって，殺菌性を発揮する．結核菌，ウイルスには無効．

表2　逆性石けんの濃度別用途表

濃度（％）	用途
0.02	粘膜
0.1〜0.2	機材，環境

● アルデヒド（ステリハイド®）
ほとんどすべての細菌，真菌，芽胞，ウイルスに有効．内視鏡洗浄に使用する．**人体へは毒性が強すぎて使用できない．**

● 次亜塩素酸ナトリウム
ノロウイルスや，クロストリジウム・ディフィシルはアルコール抵抗性が強いため，診察ベッドやトイレなど環境に対しては次亜塩素酸ナトリウムを使用する．

効果的な消毒をするために

①視覚的に見えるゴミや汚染物質を水道水や生理食塩水でしっかりと洗い流す

②消毒液の選択
実臨床の現場では視覚的に消毒した部位がわかりやすいなどの理由で，黒褐色のポビドンヨードを第1優先にしている施設が多い．時間にゆとりがあるのであれば，効果発現まで待って使用すれば問題はないが，救急室や外来などの限られた時間で血液培養を取ったりする場合などは，表3を参考にするとよい．

表3 主な消毒液の使用部位および使い分け

一般名	商品名	皮膚	創部	粘膜	即効性	持続性
ポビドンヨード 10 %	イソジン®	◎	◎	◎	×(2分)	○
消毒用エタノール	ワンショットプラス®	◎	×	×	◎(15秒)	×
クロルヘキシジン 0.5 %	ヒビテン®ヘキザック®	○	×	×	×(2分)	◎
クロルヘキシジン 0.05 %		○	○	×	×(2分)	◎
逆性石けん	ザルコニン®	○	×	○	×(2分)	○

◎：推奨，○：使用可能，×：使用不適

時間がかかる手技	・中心静脈留置 ・胸腔穿刺 ・腹腔穿刺 ・胸腔ドレーン留置 ・創傷処置（十分な洗浄が優先）	第1選択：ポビドンヨード 第2選択：クロルヘキシジン 0.5 %
時間がかからない手技	・採血（静脈血・動脈血） ・血液培養 ・動脈・静脈路確保	第1選択：消毒用エタノール 第2選択：ポビドンヨード
粘膜に関係する手技	・導尿 ・尿道カテーテル挿入	第1選択：ポビドンヨード 第2選択：逆性石けん

文献

1) 「ここが知りたい！消毒・滅菌・感染防止のQ&A」（尾家重治/著），照林社，2006
2) 「洗浄・消毒・滅菌のDo Not&エビデンス125」（大久保 憲/編），メディカ出版，2012

（青木信也）

第4章 汎用器具　❻ 処置具

2 浣腸

用途

- 便秘や宿便に対して、腸内に薬液を注入して迅速に腸管内の排泄物を除去する
- 検査前などに、腸管を洗浄する
- 下剤を内服できないときに排泄を促進する

使用方法や量により大きく以下の2種類に分類できる.
❶ ディスポーザブル浣腸, ❷ 高圧浣腸
年齢, 症状により, 適時選択を行う.

1 ディスポーザブル浣腸

名　称	グリセリン浣腸（Ⓐ）, GE 浣腸
特　徴	・汎用品はディスポーザブルタイプで薬液が充填され一体成型になっている ・瓶詰にされた大量タイプもある（Ⓑ）
使用する器具	① 滑剤（オリーブ油, ワセリン, キシロカイン® ゼリーなど） ② ガーゼ, 手袋, 感染性廃棄物用のビニール袋, おむつ, 処置用防水シーツ ③ 浣腸液を保温するための容器
挿入方法	① 使用前に温湯（約40℃）で加温する ② キャップをはずし, 内容液を少量出して先端を潤すかワセリンなどの滑剤で滑りやすくし, チューブをゆっくりと肛門内に挿入する ③ チューブを片方の手で支え, 徐々に内容液を直腸内に注入する ④ チューブを抜きとり, 3〜10分ほど経過し便意が強くなったら排便させる

| 注意点 | ・チューブを無理に挿入すると直腸粘膜を損傷することがあるので注意する
・浣腸液注入時に不快感・抵抗感を感じたら注入を緩めるか中止する
・1個を1回で使用し，残液は破棄する
・直腸に便塊が塞栓されているような慢性便秘の児には，摘便か浣腸で便を溶解してからのほうが腹痛を増強させずにすむし，また浣腸液への反応もよくなる．挿入前に直腸指診を行ってみてもよい
・腸重積の際の「浣腸→血便→診断」の流れは，初診時100％確認できるとは限らない（腸粘膜が傷んで出血しなければ血便にはならない）．1回目で血便がみられなかったとしても安易に否定せず，必ずエコーを併用したり，疑わしい場合は便潜血のクイックテストを施行したり，時間をあけて再度，浣腸を試みる
・グリセリン浣腸施行による直腸穿孔例が報告されており，チューブ挿入時の体位（立位）が問題となっているため，必ず側臥位で施行する |

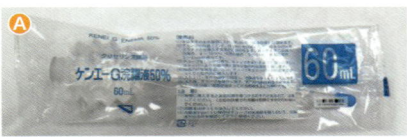

Ⓐ ディスポーザブル浣腸
【製】ケンエーＧ浣腸液50％［Ｌタイプ］
（写真提供：健栄製薬株式会社）

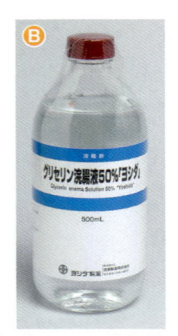

Ⓑ 【製】グリセリン浣腸液50％「ヨシダ」
（写真提供：吉田製薬株式会社）

2 高圧浣腸(図1)

名　称	高圧浣腸
特　徴	・水圧を使って薬剤を注入する方式で，1,000〜2,000 mL程度の大量の薬剤を注入する場合に用いられる ・通常の浣腸が直腸を刺激して排便を促すのに対し，高圧浣腸はS状結腸以上の結腸範囲に薬剤を注入して内容を排泄する手技である
適　応	・大腸の手術や検査の前処置 ・小児では，上記のほか，腸重積の診断・治療（透視下非観血的整復術），潰瘍性大腸炎のステロイド療法の際にも適応となる
使用する器具	① イリゲーター，接続チューブ（またはゴム管） ② カテーテル（注腸用バルーン付きカテーテルがあればよいが，普通のフォーリーカテーテルのほうが手に入りやすい） ③ 滑剤（オリーブ油，ワセリン，キシロカイン®ゼリーなど） ④ ドレーン鉗子かクレンメ ⑤ ガーゼ，処置用防水シーツ，感染性廃棄物用のビニール袋 ⑥ スタンド，メジャー（透視台の高さをおよそ0cmとして設置する） ⑦ 吸引設備，マスク，酸素など
使用方法	① 生理食塩水，2％石鹸水などを，乳児なら200〜500 mLほどを38〜40℃に温め，高さ50 cmくらいから試してみる ② 点滴スタンドなどにイリゲーターをかけ，カテーテルを接続する ③ カテーテルの先端まで液を満たし，チューブ内の空気を抜いてクレンメ（もしくはペアン鉗子など）で止め，先端をワセリンなどの滑剤を塗布して滑りやすくする ④ 肛門へチューブを挿入し，クレンメ（もしくはペアン鉗子など）を開放し，投与速度を調整しながら液を注入する ⑤ 注入後，チューブを静かに抜きとり，3〜10分程度経過し便意が強くなってから排便させる
注意点	・挿入時の体位は左側臥位をとるほうが挿入しやすい ・液面が高くなりすぎると注入速度が速くなり，急激に腸内圧の上昇が起こる危険があるため，肛門から液面の高さを40〜50 cmに調節する（図1） ・チューブを無理に挿入すると，直腸粘膜を損傷することがあるので，注意してゆっくり挿入する ・浣腸液の注入時に，不快感・抵抗感を感じたときはさらにゆっくり注入するか，または注入を中止する

図1　高圧浣腸
文献1より引用

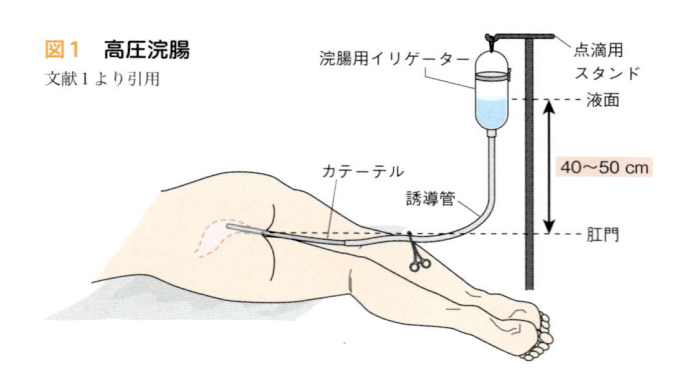

まとめ

- グリセリン50％溶液，オリーブ油，生理食塩水などを，人肌に温めて使用する．市販のイチジク浣腸（内容はグリセリン）でも効果は十分である．体温より少し高めの38〜40℃くらいになるよう温めると，痛みも少なく挿入しやすい（直腸温より低いと腸管血管が収縮し血圧が上昇したり，腸蠕動の過剰な充進による腹痛をきたすことがある）．50℃弱のお湯で2〜3分加温すると，だいたい人肌の温度になる．薬液量は1〜2 mL/kgを基本にし，症例により増減調節する．
- 虫垂炎が鑑別にあがるような腹痛児の場合でも，穿孔を疑わせる明らかな腹膜炎所見がなければ積極的に浣腸してみる（グリセリン浣腸で直接伝わる刺激は，直腸からせいぜいS状結腸までである）．ただし，腹部X線でニボー像を呈するイレウス患児では禁忌とする．

文献

1) 山本貴嗣，久山　泰：浣腸，洗腸，注腸．「臨床研修イラストレイテッド　1 基本手技［一般処置］」，p70，羊土社
2) 南　由起子：排便障害-摘便・浣腸・腸洗浄．Modern Physician, 29：1598-1599, 2009
3) 平山　裕：浣腸，高圧浣腸．小児科診療，5：819-822, 2010
4) 柴田智恵子：「グリセリン浣腸」と「高圧浣腸」はどう使い分けるのですか．エキスパートナース増刊号（2007年5月），pp11-12, 2005

（高城友之）

第4章 汎用器具 ❻ 処置具

3 包帯

> **用途**
> ①創傷保護／②保持・支持／③圧迫／④固定／⑤牽引

包帯の使用には以下の目的がある．
① 創傷保護：創傷被覆材（3章5-1参照）の進歩により，創傷保護としての包帯の使用頻度は減っている
② 保持・支持：ガーゼやシーネなどがずれるのを予防するため
③ 圧迫：出血時に圧迫して止血するため，また，浮腫や腫脹の消退を目的として
④ 固定：骨折や脱臼，手術部位を固定し運動を制限して患部の安静を保つため
⑤ 牽引：骨折部位を伸展できるように牽引目的として
代表的な包帯の種類には，❶ 綿包帯，❷ 伸縮包帯，❸ 弾性包帯がある．

❶ 綿包帯

名 称	綿包帯（ガーゼ包帯）(Ⓐ)
特 徴	多目的に使用できるが伸縮性に乏しいため，巻きにくくゆるみやすい
使用方法	患部の固定を主な目的として，外科や整形外科などで幅広く使用されている
備 考	利用者の巻く技術も必要であるが，安価でありシーネ固定やガーゼの保持などを目的として使用されている

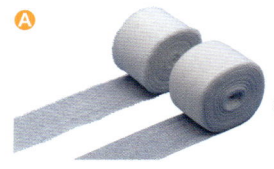

Ⓐ
綿包帯
【製】P反巻
（写真提供：白十字株式会社）

❷ 伸縮包帯

名　称	伸縮包帯（Ⓑ）
特　徴	伸縮性に富むため，技術を要さずに適切に巻くことができる
使用方法	創傷部への創傷被覆材使用に対しての保持や保護に使用される
備　考	技術を要しなくても適切に巻くことができるので，ずれやすいドレッシング材や薬剤の保持や，点滴のチューブやシーネなどの支持など多くの場面で使用される

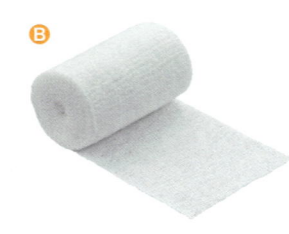

伸縮包帯
【製】フィットタイ®
（写真提供：川本産業株式会社）

❸ 弾性包帯

名　称	弾性包帯（Ⓒ）
特　徴	伸縮性，弾力性に富んでいるため関節部分のような動きのある場所にも使用することができる
使用方法	骨折や捻挫の固定など適度な圧迫力や固定力が必要な際に使用される．また，静脈血栓予防としても使用される
備　考	引っぱって巻くと，しだいに縮んで圧迫感を与えることや，循環障害を起こすので注意する必要性がある

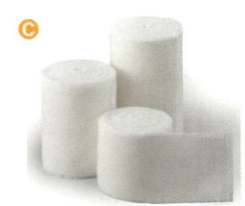

弾性包帯
【製】ホワイトコット
（写真提供：日本衛材株式会社）

どう使い分ける？

綿包帯，伸縮包帯，弾性包帯を総称して巻軸包帯と呼ぶ．

表1 包帯の種類

名称	材質	特徴
綿包帯	綿	安価でコスト面では優れているが，伸縮性がなくずれやすいため，巻くために技術が必要である．関節などの動きがあるところには適さない
伸縮包帯	綿，ポリウレタン	伸縮性をもたせた一般的な包帯である．適度な収縮性があり，ずれにくく巻きやすい
弾性包帯	レーヨン，ポリエステル，ポリウレタン	関節など固定しにくい部位，骨折や捻挫などの際の固定に適している．浮腫や下肢静脈血栓などにも使用される

表2 包帯の使い分け

	①創傷保護	②保持・支持	③圧迫	④固定	⑤牽引
綿包帯	×	○	×	×	×
伸縮包帯	○	○	△	△	×
弾性包帯	×	×	○	○	○

○：よく使う，△：使用してもよい，×：不向き

使用上の注意

①巻軸包帯は体の表面の覆いたい部分にロール状に包帯を転がしていく
②包帯を巻くときには，あらかじめ固定のテープなどを切って準備しておく
③巻きはじめの包帯がゆるむのを防ぐため，包帯の端を斜めに折り曲げて，2周目の包帯をその上に重ねるように巻く（図1a〜c）
④包帯の巻き終わりは糸のほつれなどを予防するため，2cm程度内側に折り曲げてテープなどで固定をする（図1d〜e）
⑤部位に応じた幅の包帯を選択し（表3），末梢から中枢へ向かって平均した圧力で巻き，循環障害や神経障害に注意して巻く．

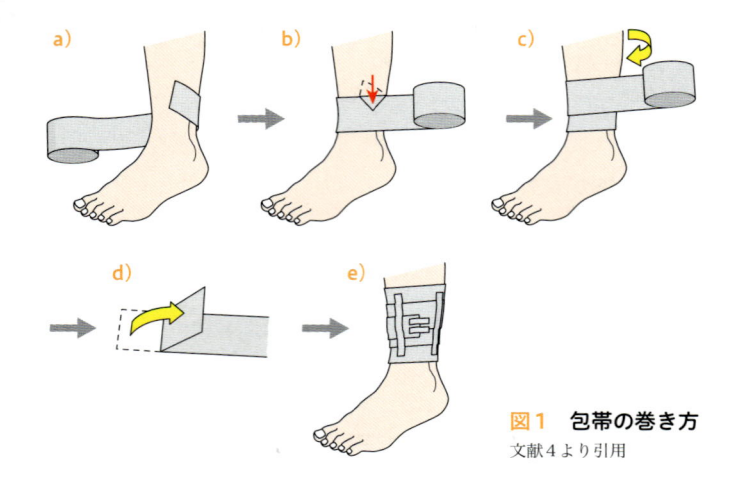

図1 包帯の巻き方
文献4より引用

また，皮膚の色や知覚を観察するために，末梢はなるべく露出して観察できるようにする
⑥2本以上を使用する場合，包帯が5 cm程度重なるようにして巻くことでずれやゆるみを予防する
⑦包帯を解くときに血液や分泌物で密着している場合，無理に剥がさず，生理食塩水などで湿らすなどして無理に剥がさない

表3 巻軸包帯の幅と用途

号数	幅（約）	用途
2号	15.0 cm	体幹
4号	7.5 cm	頭部，大腿
6号	5.0 cm	頭部，上腕，下腿，足
8号	3.7 cm	手，足，指
10号	3.0 cm	

文献
1) 刀谷峰子：包帯法．「エキスパートナースMOOK17 最新・基本手技マニュアル」，照林社，2002
2) 小西啓子，河野光裕：包帯材料の種類と特徴．臨床看護，34：1009-1018，2008
3) 寺島裕夫：包帯法．レジデント，3：126-127，2010
4) 武田秀樹：被覆，包帯法．レジデントノート，Vol.3, No.1：85-86，2001

（馬場雅樹）

第4章 汎用器具　❻ 処置具

4 テープ類

用途

体内に留置されているカテーテル類やガーゼの固定・保護に使用する

➡ 使用方法によって以下 ❶ ～ ❹ に大別できる．
❶ 不織布テープ，❷ 低刺激性テープ，❸ アセテートクロスサージカルテープ，❹ 弾性テープ

1 不織布テープ

名　称	不織布テープ（3M™ マイクロポア™　スキントーン：Ⓐ）
概　要	丈夫な和紙にアクリル系粘着剤を採用した医療補助用紙粘着テープ
特　長	・長期の安定した粘着力 ・皮膚に低刺激性 ・手で簡単に切れる ・撥水性がある ・創傷部の日焼け防止
用　途	・脱脂綿，ガーゼ，肘・膝など屈曲部の固定 ・注射針，血管造影後の圧迫止血などの固定 ・カテーテル，輸液チューブの固定
使用上の注意	・傷口に直接貼らない ・発疹・発赤，痒みなどの症状が現れた場合は使用を中止する ・剥がすときは体毛の流れに沿って剥がす

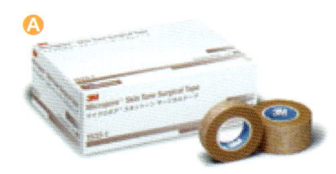

Ⓐ

不織布テープ
【製】3M™ マイクロポア™　スキントーン
（写真提供：スリーエム ジャパン株式会社）

2 低刺激性テープ

名　称	低刺激性テープ（優肌絆®アルファ：Ⓑ）
概　要	皮膚角質保護テープで皮膚の凸凹になじみ，不織布テープと比較し剥離時に角質層を損傷しない．高齢患者や皮膚バリア機能の脆弱患者に効果的
特　長	・高接着性，高保持性，高固定性で角質層を剥離せず，刺激を和らげる ・肌色のため目立ちにくい
用　途	・同場所にくり返し貼付する方，人工透析を受けている方に効果的
使用上の注意	❶不織布テープと同様

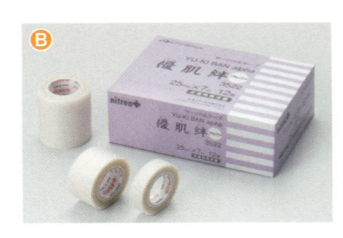

低刺激性テープ
【製】優肌絆®アルファ
（写真提供：日東メディカル株式会社）

3 アセテートクロスサージカルテープ

名　称	アセテートクロスサージカルテープ（キープTM シルク：Ⓒ）
概　要	保持性・固定性に優れ，手術・麻酔時の気管内チューブやカテーテルの固定として性能を発揮するテープ
特　長	・気管内麻酔など，唾液で濡れても剥がれにくい ・波状カット加工により良好な手切れ性
用　途	・カテーテル，胃管チューブの固定 ・手術時，治療時における四肢のベッドへの固定
使用上の注意	❶不織布テープと同様

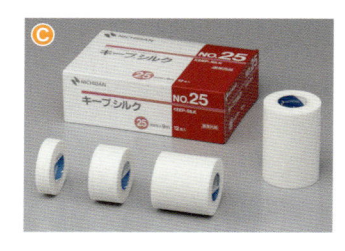

アセテートクロスサージカルテープ
【製】キープ~TM~ シルク
(写真提供：ニチバン株式会社)

4 -1) 弾性テープ(キノプレス®)

名　称	弾性テープ（キノプレス®：D）
概　要	アンギオなどの刺部の圧迫固定の際に使用するテープ
特　長	・伸縮性に富んだ布と強力粘着剤を使用 ・伸ばして貼ることで強固な固定が得られる ・屈曲・関節部位の密着性に富む
用　途	・アンギオ後の止血 ・各種ドレーン，気管内チューブなどの固定 　（施設に応じ，4 -2)エラストポア~TM~ と同様に用いられる）
使用上の注意	・❶ 不織布テープと同様 ・ラテックスアレルギーなど皮膚に対し刺激性あり ・粘着剤に天然ゴムが含まれているため，アレルギー反応を起こすことがある

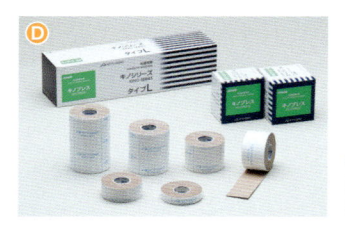

弾性テープ
【製】キノプレス®
(写真提供：日東メディカル株式会社)

4-2) 弾性テープ（エラストポア™）

名　称	弾性テープ（エラストポア™：Ⓔ）
概　要	・ 4-1) キノプレス® と同様 ・ 綿布からなる高固定用テープ ・ 低刺激でラテックスアレルギーのリスクのないアクリル粘着剤を使用
特　長	・ 十分な基材強度で，適度な伸縮性があり，屈曲・関節部位にもよくフィットする ・ 適度な透湿性，通気性がある ・ 粘着性に優れ，重ね貼りが良好
用　途	・ 各種ドレーン，気管内チューブなどの固定 ・ 捻挫・肉離れの支持固定 （施設に応じ，キノプレス® と同様に用いる）
使用上の注意	・ ❶ 不織布テープと同様 ・ テープを過度に引っ張った状態で貼らない

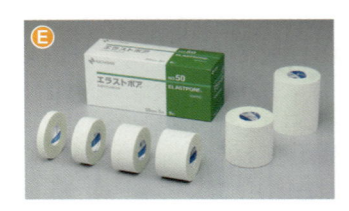

弾性テープ
【製】エラストポア™
（写真提供：ニチバン株式会社）

どう使い分ける？

当院では，上記4種類のテープを使い分けて使用している．施設において使用方法は異なるが，上記 ❶〜❹ および下記表を参考に使用していただけたらと思う．

	不織布テープ	低刺激性テープ	キープ™シルク	弾性テープ（キノプレス®，エラストポア™）
脱脂綿・ガーゼ・包帯など	○	○	○	○
圧迫止血の固定（皮膚，静脈）	○	○	○	○
カテーテル，チューブ固定	×	△	△	○
酸素，硬膜外チューブ，胃管固定	×	△	△	○
骨折牽引/矯正器具固定	×	×	×	○
圧迫止血の固定（動脈）	×	×	×	○
ドレーン固定，挿管チューブ固定	×	×	×	○

文献

1) スリーエム ジャパン株式会社：http://www.mmm.co.jp/
2) 日東メディカル株式会社：http://www.ntmed.co.jp/
3) ニチバン株式会社：http://www.nichiban.co.jp/

（永田賢司）

第4章 汎用器具　❻処置具

5 骨折固定

用途
骨折や捻挫・脱臼により局所の安静・安定が必要な場合，固定材を用いて外固定を行う

外固定の原則は受傷骨折部を挟む2関節固定である．
各固定材は部位や受傷形態，固定の時期などによって以下の固定材を使い分ける．
① 副子（アルミニウムスプリント，ソフトシーネ）
② シーネ／ギプスシーネ（スプリント）
③ ギプス（キャスト）
④ 固定帯（鎖骨固定帯，三角巾，胸部固定帯）
⑤ ネックカラー

1 副子

器具	アルミニウムスプリント	Cramer副子（ソフトシーネ）
名称	アルフェンス®（Ⓐ）	ソフラットシーネ®（Ⓑ）
特徴	・「とりあえず」固定する場合に使用する→あくまで応急処置 ・固定の形を自由に作成しやすく扱いが容易 ・整復位の保持には不十分	
使用部位	指など末梢の固定に有効	指以外の部位
使用方法	① 患部に合わせて太さを選択 ② 指の形に整えて必要な長さをペンチできる ③ スポンジ部分を皮膚側にして，患部に当ててテープで固定（図1a） ④ 伸縮包帯などで保護（図1b）	① 適切な形状に整える（図2a） ② 患部に合わせて包帯で固定（図2b）

備考	・テープは優肌絆や和紙絆などがよい ・健常部まで過剰に固定する必要なし ・足趾やその他関節でも使用可能→固定力は安定せず❷シーネの方が有効	はさみなどで切ることはできず長さや大きさの調整はできない

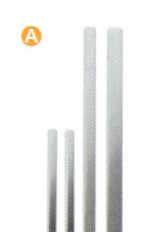

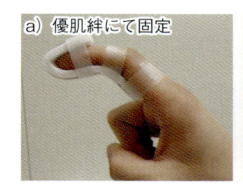

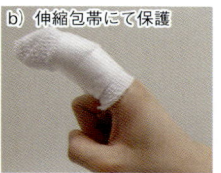

図1 アルミニウムスプリントによる固定

a) 優肌絆にて固定
b) 伸縮包帯にて保護

アルミニウムスプリント
【製】アルフェンス®
(写真提供:アルケア株式会社)

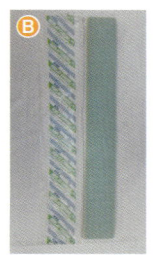

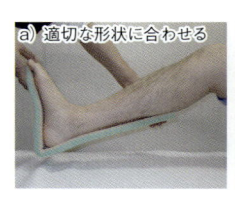

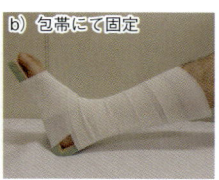

図2 ソフトシーネによる固定

a) 適切な形状に合わせる
b) 包帯にて固定

ソフトシーネ
【製】ソフラットシーネ® Ⅱ
(株式会社竹虎)

❷ シーネ／ギプスシーネ(スプリント)

名称	オルソグラス® (**C**), N-スプリント®
特徴	初期治療に有効.ある程度の固定性に優れ,受傷早期より使用可能

215

使用方法	① 使用場所や体格に応じてサイズを選択
	② 適切な長さに切り，残りはクリップにて封をする（図3a）
	③ 水（常温）につけてよく絞る（図3b）
	④ さらにバスタオルなどで水分を拭き取る（図3c）
	⑤ 良肢位を保持し，手早く包帯にて固定（図3d）
	⑥ シーネが固まるまで保持
備 考	・固定力は❸ギプスに劣る．腫脹が落ち着いたらギプス固定への変更が望ましい
	・原則は良肢位にて固定．実際には受傷によりさまざま

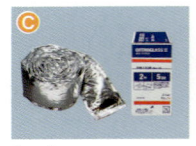

ⓒ

シーネ
【製】オルソグラス®Ⅱ
（写真提供：日本シグマックス株式会社）

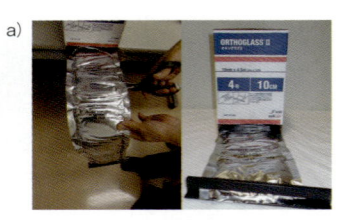

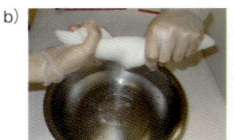

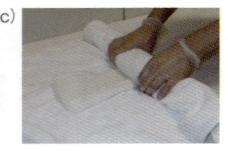

a)

b)

c)

d) 足関節

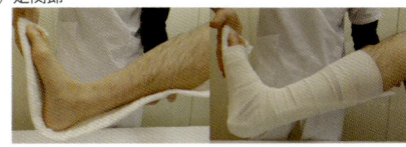

手関節

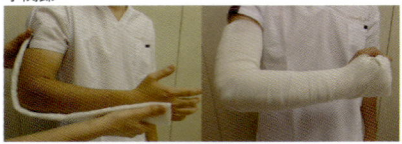

図3　シーネによる固定

3 ギプス（キャスト）

名　称	キャストライト® （**D**）
特　徴	四肢に全周性に巻くことで強固な固定を得られる
使用方法	① 皮膚保護のため患肢にチューブ包帯（ストッキネット®）をかぶせ（図4a），下巻き用包帯（オルテックス®）を巻く（図4b） ② ギプスを水（常温）につけて軽く絞る ③ 患肢を良肢位に保持し，均等な厚さとなるように巻く ④ ただちにモールディングを行う（図4c） ⑤ 余分なチューブ包帯を折り返して保護する（図4d）
備　考	・手技に熟達が必要 ・外傷の初期治療としては適さない（腫脹のため絞扼を起こすことがある）

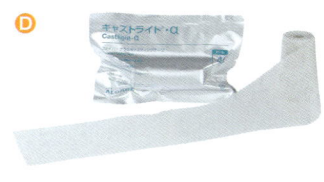

D

ギプス
【製】キャストライト®・α
（写真提供：アルケア株式会社）

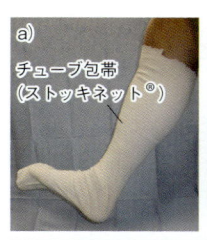

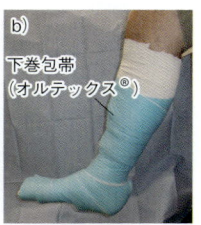

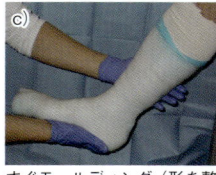

a) チューブ包帯（ストッキネット®）

b) 下巻包帯（オルテックス®）

c) すぐモールディング（形を整える）

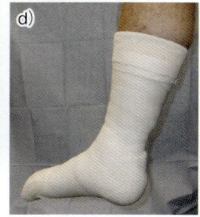

d) チューブ包帯を折り返す

図4　ギプスによる固定

4 固定帯

器　具	鎖骨固定帯	三角巾	胸部固定帯（**F**）
名　称	クラビクルバンド（**E**）	三角巾	胸部固定帯
特　徴	・鎖骨骨幹部骨折に有効 ・胸を張るようにバンドを締めるのがポイント	・さまざまな用途で使用可能 ・特に上肢重量の保持や骨折部の局所安静（肩や上腕部の動きの制限）に有効	・肋骨骨折時，胸郭の動きの制限に有効 ・最大呼気時に合わせて巻くのがポイント ・肩の外転予防として用いることもある（簡易デゾー固定：図5）

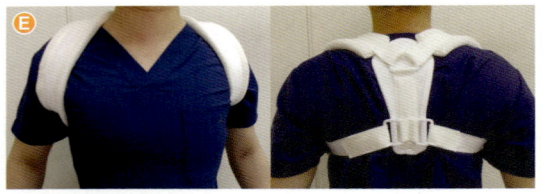

鎖骨固定帯
【製】クラビクルバンド・Ⅱ
（アルケア株式会社）

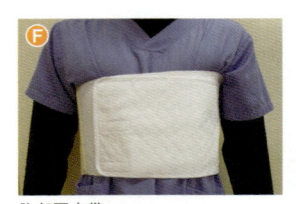

胸部固定帯

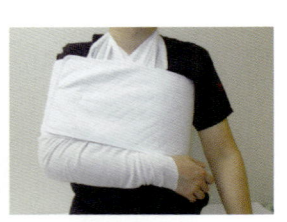

図5　簡易デゾー固定

5 頸椎装具

目　的	頸部の安静，頸部（頸椎）の運動制限，頭部重量が頸部へかかる負担軽減	
分　類	カラー（顎受けなし）	カラー（顎受けなし）

特　徴	・頸部の安静が目的 ・頸椎の動きはほとんど制限されない		・下顎と上部胸郭で支持する ・頸椎の制動性は頸椎カラーより高い ・頸動脈拍の確認や気管切開を行える開口部が前方にある	
名　称	ソフトカラー（G）	ハードカラー（H）	フィラデルフィアカラー（I）	救急用カラー（J，K）
備　考	前屈はある程度制限される	ソフトカラーよりやや支持性は高い	通気性あり，長期の装着有効	プラスチック製で主に搬送用に用いる
注意点	頸椎の不安定性をみとめ，脊髄損傷へ発展するおそれのある場合にはより強固な固定が必要（ミネルバ−ジャケット，ハローシステムなど）			
使用方法 （フィラデルフィアの場合）	① 手を肩甲骨内側まで差し込み前腕で頭部を支え，頭頸部を動かないように保持（図6a） ② 後方のパーツを差しこむ（図6b） ③ 前方のパーツを頸部にフィットさせベルクロにて固定（図6c）			

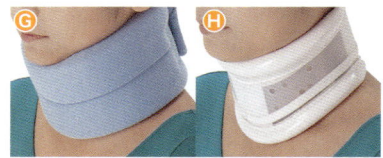

ソフトタイプ　　　ハードタイプ

頸椎カラー
（写真提供：一般社団法人 日本義肢協会）

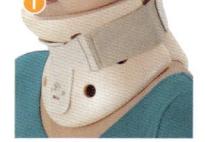

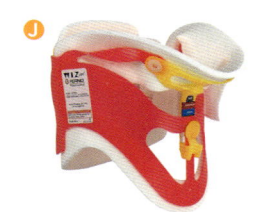

フィラデルフィアカラー
（写真提供：一般社団法人 日本義肢協会）

救急用カラー
【製】ファーノウィズロック
（写真提供：ミドリ安全株式会社／ファーノ・ジャパン・インク 日本支社）

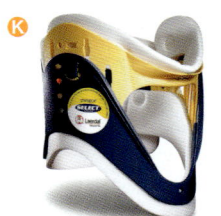

救急用カラー
【製】スティフネックセレクト
（写真提供：レールダル メディカル ジャパン株式会社）

図6a 図6b 図6c

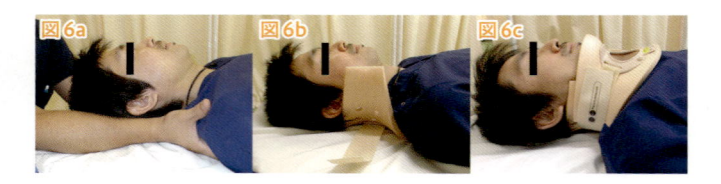

6 ギプス関連物品

種類	ギプスを巻くときの道具		ギプスをはずすときの道具	
名称	チューブ包帯（ストッキネット®）	下巻き用包帯（オルテックス®）	ギプスカッター	スプレッダー
目的	患肢の皮膚保護		ギプスを切る	ギプスの切れ目を広げる
使用方法	① ギプスを巻く患肢にチューブ包帯をかぶせる（図4a参照） ② 下巻き用包帯を巻く（図4b参照）		① 切開部位をマークする（図7a） ② 垂直に押し当てる（図7b） ③ スプレッダーで広げる（図7c） ④ 下巻き用包帯をはさみで切ってはずす（図7d）	

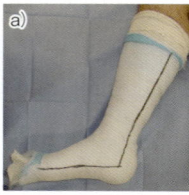

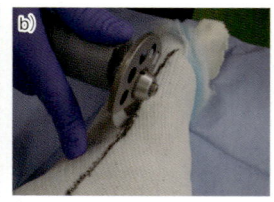

a) マーキング

b) 指で支えながらギプスカッターのブレードを当てる

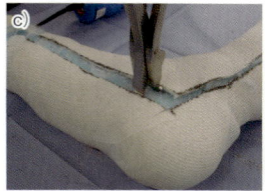

c) スプレッダーで切開部を広げる

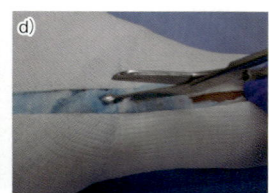

d) 下巻き用包帯をはさみで切る

図7 ギプスのはずし方

どう使い分ける？

外固定の流れ

応急処置としての固定 → 初期治療としての固定 → 根治治療としての強固固定

	応急処置	初期治療	強固な固定
使用場面／対応者	現場や救急車内／救助者や救急隊	救急外来／非専門医	整形外科／専門医
使用する器具	ソフトシーネ アルミニウムスプリント	シーネ ギプスシーネ	ギプス

固定具の使い分け

	アルミニウムスプリント	ソフトシーネ	シーネ／ギプスシーネ	ギプス
使用時期	応急処置		初期治療	強固な固定
特徴	・あくまで応急処置 ・局所安静は可能 ・整復位保持は無理		・救急外来での固定の基本 ・片側固定 ・強固な固定ができるがギプスより劣る	・四肢の全周性に巻く ・強固な固定 ・コンパートメント症候群に注意

まとめ

骨折をみたら
- 診察や固定は愛護的に行う
- 骨折部は不安定となるため，周囲の軟部組織を傷つけないようにする
- 転移の大きな骨折や小児の骨折はまず専門医に相談すること

固定をする前に注意するべきこと
- 骨折部以外にも外傷の部位がないかを確認
- 開放骨折でないか否か（骨折部の直上に開放創があれば開放骨折の疑いあるため即座に専門医に相談）

- コンパートメント症候群の兆候はないか〔5P：疼痛（pain），蒼白（paleness），脈拍消失（pulselessness），感覚異常（paresthesia），麻痺（paralysis）〕
- 腱損傷や神経損傷はないか：知覚，拍動，自動運動の可否を確認

固定時に確認すべきこと
- 骨折部を挟む2関節固定されている
- シーネやギプス作成時には水（常温）を使用している
- 良肢位を保っている（原則）
- 皮膚の薄いところや骨の突出部の圧迫はない
  皮膚潰瘍（好発：尺骨遠位端，腓骨頭，足関節内果・外果）
  神経麻痺（特に腓骨神経麻痺）

シーネ固定後の確認
- 鬱血がないか
- 固定後の疼痛の増強ないか
- 専門医への受診を勧めたか（必須）

代表的な良肢位
関節可動性消失を度外視すれば，不便さの少ない肢位．
① 肩関節：20〜30°外転位，軽度屈曲内旋
② 肘関節：直角位で前腕の回外回内中間位
③ 手関節：15〜20°の軽度背屈屈曲位
④ 指関節：軽くボールをつかんだような肢位，MP関節，PIP関節，DIP関節の軽度屈曲位．拇指は対立位
⑤ 膝関節：約10〜20°の軽度屈曲位
⑥ 足関節：直角位〜5°底屈位
※ 実際は受傷形態により固定肢位はさまざまのため必ず専門医への受診を勧めること（専門知識がなければとりあえず良肢位の固定とし，その後の特殊な固定については専門医へ任せること）

文献
1) 「救急整形外傷レジデントマニュアル」（堀 進吾/監修，田島康介/著），pp17-37, 医学書院, 2013
2) 「整形外科 骨折ギプスマニュアル」（日本骨折治療学会教育委員会/編），メジカルビュー社, 2014
3) 「写真で学ぶ四肢関節のキャスト法」（竹内義享，沢田 規/著），医歯薬出版, 2004

（吉田篤弘）

第4章 汎用器具　⑥ 処置具

6 インスリン注入器

用途
血糖コントロールのためインスリンを投与する

⇨ 交換方法や投与環境の違いにより複数のデバイスが存在する．

適応：
《絶対適応》
a. 1型糖尿病
b. 2型糖尿病で次の病態・状態のとき（急性合併症，外傷，外科手術，重症感染症など）
c. 糖尿病合併妊娠[1]

《相対的適応》
a. インスリン非依存状態の糖尿病患者で著明な高血糖やケトーシスを認めるとき
b. 経口血糖降下薬で良好な血糖コントロールが得られないとき[1]

1 カートリッジ使用型（ペン型注入器）(Ⓐ, Ⓑ)

特徴	インスリン注入器にカートリッジを組み込んで使用する．使い切ったカートリッジは，新しいものに交換する．つまり，カートリッジの交換が可能な患者が対象となる
使用方法	① カートリッジの種類を確認する ② カートリッジを組み込む ③ 注射に必要な物品を準備する．懸濁インスリンの場合は，結晶が十分に分散して懸濁液になるまで混和する ④ カートリッジゴム栓を消毒後，注射器に針を取りつける．その際，まっすぐに針の後針がゴム栓に刺さるようにする ⑤ 空打ちを行う．その際，注射器に問題がないことと，カートリッジ内の気泡がないことを確認する．気泡があると，投与量が不正確になることがある

	⑥ インスリン投与量を設定し，穿刺する ⑦ インスリンを注入する．その際，注入ボタンを完全に押し切ったことを確認し，数秒待ってから，ボタンを押したまま針を抜く ⑧ 注射針を取りはずし廃棄する
備　考	・カートリッジ1本に3 mL（1 mLあたり100単位）のインスリン製剤が入っている．メーカーごとに，カートリッジが異なるため対応したものを使用する ・本体のプラスチック部分をアルコール綿で拭くと，曇ったり表示が剥がれたりするので，水で湿らせた布などで拭くようにする ・針をつけずに注入ボタンを押すとデバイスが破損するので注意する

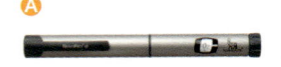

Ⓐ
カートリッジ使用型
【製】ノボペン®4
（写真提供：ノボ ノルディスク ファーマ株式会社）

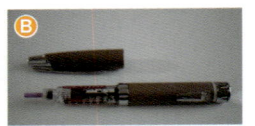

Ⓑ
カートリッジ使用型
【製】ヒューマペン®ラグジュラ
（写真提供：日本イーライリリー株式会社）

2 プレフィルド型 （Ⓒ，Ⓓ）

特　徴	あらかじめカートリッジが本体に組み込まれている．中のインスリンがなくなると，本体全部を廃棄する．つまり，カートリッジの交換が不要であり比較的扱いが簡便である
使用方法	① 注射に必要な物品を準備する．懸濁インスリンの場合は，結晶が十分に分散して懸濁液になるまで混和する ② カートリッジのゴム栓を消毒後，注射器に針を取りつける．その際，まっすぐに針の後針がゴム栓に刺さるようにする ③ 空打ちを行う．その際，注射器に問題がないことと，カートリッジ内の気泡がないことを確認する．気泡があると，投与量が不正確になることがある ④ インスリン投与量を設定し，穿刺する ⑤ インスリンを注入する．その際，注入ボタンを完全に押し切ったことを確認し，数秒待ってから，ボタンを押したまま針を抜く ⑥ 注射針を取りはずし廃棄する

| 備考 | ・ ❶カートリッジ型と同様である
・ 最近では，GLP-1受容体作動薬でプレフィルド型のデバイスが販売されている．そのうち，バイエッタ®（エキセナチド）では例外的に，2回目以降の空打ちを行ってはならない |

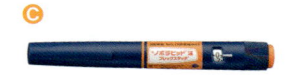

プレフィルド型
【製】フレックスタッチ®
（写真提供：ノボ ノルディスク ファーマ株式会社）

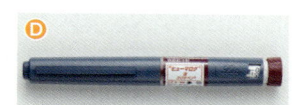

プレフィルド型
【製】ミリオペン®
（写真提供：日本イーライリリー株式会社）

❸ バイアル型インスリン製剤（ヒトインスリン注射液）（Ⓔ，Ⓕ）

特　徴	投与するには，消毒およびマイクロシリンジでの正確な量の吸引が必要であるため，基本的に医療機関での使用に限られる
使用方法	① 物品〔インスリン製剤，消毒綿，マイクロシリンジ（針つきと針なしがある），注射針（針なしシリンジの場合），針捨てBOX，ごみ袋，ゴム手袋〕を準備する ② 製剤によって規格が異なる場合もあり，必ず1mLあたりのインスリン単位数を確認し，必要容量（mL）をマイクロシリンジで吸引する ③ シリンジ内の空気を抜く ④ 穿刺し，インスリンを注入する
備　考	現在，インスリンバイアル製剤の規格は，100単位/mLに統一されている

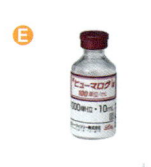

バイアル型
【製】ヒューマログ®注100単位/mL＋専用シリンジ
（写真提供：日本イーライリリー株式会社）

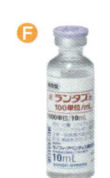

バイアル型
【製】ランタス®注100単位/mL
（写真提供：サノフィ株式会社）

実際の使用

● 注入器の選択時に考慮すべき状況

a. 高齢者や身体機能に障害がある患者
   注入器によっては,軽い力で注入ボタンを押すことができるもの(ノボペン®,ミリオペン®,イノレット®,フレックスタッチ®など)があり,よい選択肢となりうる[2].

b. 活動範囲が広い患者や忘れっぽい患者
   カートリッジ使用型は,注入器を1本しか所有できないためどこかに忘れてしまうと問題になるが,プレフィルド型では,複数本の所有が可能なため,職場や自宅などにあらかじめ保管しておくことができる.

c. 器具の操作が苦手な患者
   プレフィルド型では,カートリッジの交換が不要であるためメリットとなる.

d. その他
   カートリッジ型は,プレフィルド型に比べ安価であることもメリットである.

● インスリンの保管

- 基本的には,2〜8℃での管理が望ましいため,使用開始前は冷蔵庫に保管したほうがよい.しかし,37℃程度にならなければ製剤の変性は少ないため,すごしやすい室温で管理していれば,特に問題ない.
- 使用中の製剤を冷蔵庫に入れると,部品の錆などの原因となるため避ける.
- 製剤が凍結すると,懸濁インスリンでは結晶の大きさが変わり作用動態に影響することがある.また,注入器の破損や空気の混入の原因にもなるため,注意する.

● ペン型,プレフィルド型の注入器を使用する際の注射針の選択

JIS規格で専用の注射針が定められている(A型専用注射針).現在,各社インスリン注入器とA型専用注射針のいずれを組み合わせて使用しても問題はない(過去には,それぞれの注入器が指定する特定のA型専用注射針のみを使用するよう,添付文書・取扱い説明書に書かれていた).

【例外注意】オプチクリック®（サノフィ・アベンティス株式会社）とペンニードルを組み合わせる際は，ペンニードル内袋の表面・裏面に「JIS T 3226-2 A型」の表示がある場合，針ケースの保護シールに「NIPRO」の表示がある場合にのみ使用できる．

MEMO

持続皮下インスリン注入療法（CSII）

インスリンポンプ療法（continuous subcutaneous insulin infusion：CSII）は，インスリンポンプ（G）を用いて24時間持続的にインスリンを皮下に注入する方法である．使用するインスリンは，超速効型インスリンである．24時間連続的に投与する（インスリン基礎分泌に相当）だけでなく，食事にあわせて必要なインスリンを加える（インスリン追加分泌に相当）ことが可能である．そのためCSIIは，個々人のライフスタイルに合わせて調整可能であり，良好な血糖コントロールの実現が期待されている．現段階で考えられる，主なCSIIの適応と使用条件を表1に示す．

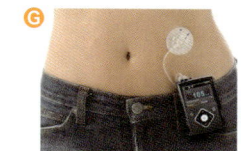

【製】ミニメド 620G インスリンポンプ
（写真提供：日本メドトロニック株式会社）

表1　CSIIの適応と使用条件

適応	使用条件
・従来のインスリン頻回投与では，血糖値が不安定な1型糖尿病患者 ・生活リズムが不規則な患者 ・妊婦（厳密な血糖コントロールが必要） ・周術期の血糖コントロール など	・ポンプ操作や機能を理解できる患者 ・自己血糖測定が可能な患者 ・治療の意義を理解できる患者 など

文献

1) McCulloch DK：General principles of insulin therapy in diabetes mellitus, Up To Date®, 2013
2) 「インスリン・インクレチン関連薬の自己注射 第2版」（朝倉俊成/著），pp43-44，メディカ出版，2013

（佐々木　彰）

第4章 汎用器具 ❻ 処置具

7 胸腔穿刺器具

用途
- 胸腔中に貯留した胸水の採取または排除
- 気胸，血胸，膿胸のドレナージ
- 胸腔内への薬液注入，胸腔洗浄

などに使用する

> 胸腔穿刺といってもその症例，症状によっても方法が異なる．胸腔穿刺およびドレナージに使用する機材は大きく3種類に分類できる． →
> ❶ 太い留置針
> ❷ 胸腔ドレーン → 1) トロッカーカテーテル
> 2) トロッカーアスピレーションキット

1 太い留置針

太さ	16～18Gの太い針
特徴	・手軽にすばやく実行できる ・18G程度の太さなら多くの施設で使用できる
適応	緊張性気胸で緊急脱気を必要とする場合
使用方法	・第3肋骨上縁，鎖骨中線を穿刺し，外筒のみを留置 ・ドレナージカテーテル留置まで時間がかかる場合は数本留置する
注意点	ただし，各メーカーの留置針の添付文書上では，適応外とされていることがある

2 -1) 胸腔ドレーン（トロッカーカテーテル）

名 称	トロッカーカテーテル（Ⓐ）
太 さ	16〜32Fr．16Frが最も細く32Frが最も太い
特 徴	・シングルルーメン，ダブルルーメンがある ・病態により挿入するカテーテルを選択できる 　例：血胸には太い32Frを，気胸のみであれば細い16Fr 　　　胸腔洗浄や胸腔内薬物投与が必要な病態であればダブルルーメン
適 応	気胸，血胸，膿胸など
使用方法	第4〜5肋間中腋窩線に3 cmの皮切をおく．ペアン鉗子で皮切部を広げ胸腔を解放させ，カテーテルの外筒のみを皮切部から胸腔内に留置する（詳細な方法は成書にゆずる）
違 い	シングルルーメンカテーテル：胸腔内容物のドレナージはできるが，胸腔内への薬剤投与や胸腔洗浄はできない	ダブルルーメンカテーテル：**枝管チューブ**より薬剤投与や生理食塩水投与を行うことができる．胸腔洗浄や胸膜癒着療法が可能

Ⓐ 内套針

シングルルーメンタイプ

枝管チューブ

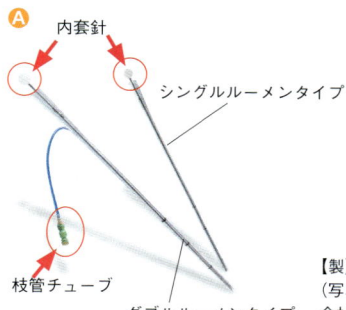

ダブルルーメンタイプ

【製】Argyle™ トロッカーカテーテル
（写真提供：日本コヴィディエン株式会社）

❷-2) 胸腔ドレーン
　　　（トロッカーアスピレーションキット）

名　称	トロッカーアスピレーションキット（Ⓑ）
太　さ	外径mm（Fr）：2.0（6），2.7（8），4.0（12）
特　徴	簡便であり美容的有用性あり
適　応	気胸，胸水貯留の持続ドレナージなど
使用方法	詳細は成書にゆずるが，カテーテルを用いて胸腔穿刺を行い，図1，2のように組合わせる

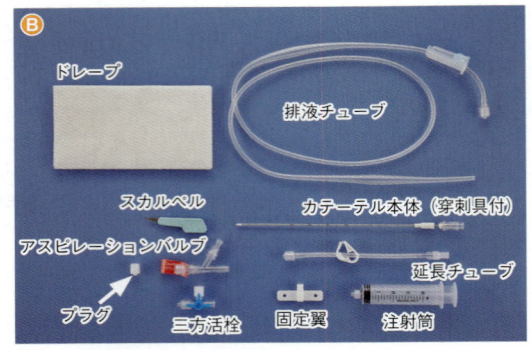

【製】Argyle™ トロッカーアスピレーションキット
（写真提供：日本コヴィディエン株式会社）

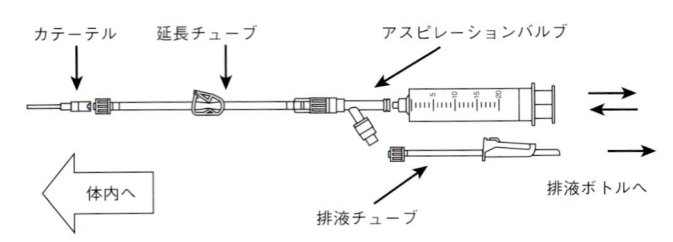

図1　ドレナージ時の器材の組み合わせ方（注射筒による積極的排液）

アスピレーションバルブは逆流防止弁になっておりシリンジをピストン運動させることで胸腔内容物がドレナージできる．
日本コヴィディエン株式会社の添付文書より転載

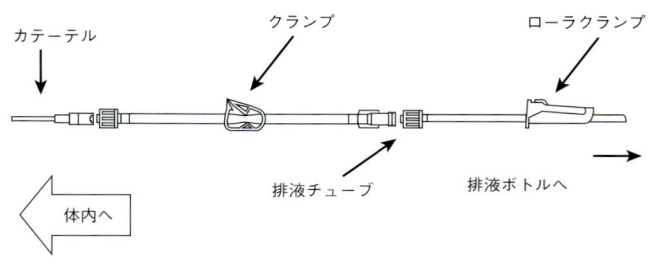

図2 ドレーン留置中の器材の組み合わせ方〔低圧持続吸引あるいは自然排液（排気を含む）への移行〕

カテーテルを留置する場合は図のようにアスピレーションバルブを抜去しておくこと．バルブ内の逆流防止弁が閉塞して緊張性気胸を起こすことがある．
日本コヴィディエン株式会社の添付文書より転載

どう使い分ける？

● 病態とカテーテルの選択

	サイズ（Fr）	緊張性気胸	気胸	胸水	血胸，膿胸
留置針		14〜18G	–	–	–
アスピレーションキット	8	–	○（軽度で）	○	–
トロッカー※小児：8〜16	16	↕	↕		
	20				
	24				↕
	28				
	32				

MEMO

一般的に血胸や膿胸などの細胞成分が多いものは内径の太いカテーテル（28〜32Fr）を挿入する．挿入されたドレーンはドレナージによる治療だけでなく，胸腔内の病態を把握するための重要な情報を与えてくれる．ドレーンの性状や量をみて手術やドレーン抜去の検討を行う．

文献

1) 「ビジュアル救急必須手技ポケットマニュアル改訂版」(箕輪良行, 児玉貴光/編), 羊土社, 2012
2) 「救急診療指針改訂第4版」(日本救急医学会/監, 日本救急医学会専門医認定委員会/編), 胸腔ドレーン挿入. pp151-154, へるす出版, 2011
3) 特集 救急処置のトラブルとリカバリー. 救急医学, vol.38/No.6, 2014
4) 特集 正しい救急処置 その根拠と合理性を考える. 救急医学, vol.30/No.10, 2006

(田北無門)

INDEX

数字

- 2A鉤 125
- 18G針 59

欧文

A
- AED 49

C
- Cooper剪刀 101
- CSII (continuous subcutaneous insulin infusion) 227
- CVカテーテル 71
- CVC (central venous catheter) 71

D
- DC 50

E
- EV1000クリニカルプラットフォーム 83

I
- i-gel 37
- i-STAT® 169

M
- Mayo剪刀 101
- McCoy型ブレード 37
- McGRATH™ MACビデオ喉頭鏡 37
- Metzenbaum剪刀 102

N
- NGチューブ 188

P
- PDS® 114
- PICC (peripherally inserted central venous catheter) 74
- PiCCO 83

S
- Swan-Ganzカテーテル 83

V
- VICRYL® 114

和文

あ
- アイ・スタット 169
- アセテートクロスサージカルテープ 210
- 圧排 125
- 圧迫 122, 124
- アドソン鑷子 87
- アルギン酸塩 120
- アルデヒド 199
- アルミニウムスプリント 214
- 鞍状鉤 125

い
- 異物除去 30
- 異物鑷子 88
- イリノイ針 56
- インスリン注器 223
- インスリン用 150

え
- エアウェイ 25
- エアウェイスコープ® 37
- エタノール 197
- エラストポア™ 212
- 円刃 95

お
- オールインワンモニター 45
- オルテックス® 220

か
- ガーゼ包帯 205
- カートリッジ使用型 223
- 外固定 214
- 開放式吸引カテーテル 174
- カウンターショック 50
- 加温器 69
- カテーテルチップシリンジ 145
- カテーテルの長さ 74
- カテーテルの留置場所 73
- カテラン針 128
- 角針 106
- カプノメーター 43
- ガム・エラスティック・ブジー 37
- カルディオバージョン 54
- 簡易酸素マスク 18
- 簡易式血糖測定器 168
- 眼科用剪刀 102

233

間欠的導尿カテーテル ……… 177
鉗子 ……… 91
浣腸 ……… 201

き

気管挿管 ……… 33
気管チューブ ……… 34
気道確保 ……… 25
キノプレス® ……… 211
ギプス ……… 217
ギプスカッター ……… 220
ギプスシーネ ……… 215
逆性石けん ……… 199
キャスト ……… 217
キャピラリー管 ……… 158
吸引カテーテル ……… 32
急速輸液・輸血装置 ……… 67
胸腔穿刺 ……… 228
胸腔ドレーン ……… 229, 230
胸部固定帯 ……… 218
筋鉤 ……… 125

く

空腸管 ……… 188
クーパー ……… 101
クック針 ……… 56
グライドスコープ® ……… 37
グリセリン浣腸 ……… 201
グローション®カテーテル ……… 76
クロルヘキシジン ……… 198

け

経口エアウェイ ……… 25
頸椎装具 ……… 218
経鼻胃管 ……… 188

経鼻エアウェイ ……… 27
経鼻経腸チューブ ……… 188
外科テープ ……… 107
血液ガス測定用採血キット ……… 148
血液培養ボトル ……… 157
血小板用ルート ……… 68
血糖測定器 ……… 168
ゲデルエアウェイ ……… 26
ケリー ……… 93
牽引 ……… 125
嫌気性菌用輸送容器 ……… 166
絹糸 ……… 113

こ

高圧浣腸 ……… 203
口咽頭エアウェイ ……… 25
喉頭鏡 ……… 33
硬膜外針 ……… 59
肛門内留置型排便管理システム ……… 183
呼気採取バッグ ……… 166
骨髄穿刺針 ……… 139
骨髄針 ……… 56
コッヘル鉗子 ……… 92
固定 ……… 214
固定帯 ……… 218

さ

採便容器 ……… 166
鎖骨固定帯 ……… 218
三角巾 ……… 218
酸素ボンベ ……… 23

し

次亜塩素酸ナトリウム ……… 199
シーネ ……… 215
止血 ……… 122

止血薬 ……… 124
試験管 ……… 163
持針器 ……… 110
持続的導尿カテーテル ……… 180
持続皮下インスリン注入療法 ……… 227
自動体外式除細動器 ……… 49
ジャクソン・リース回路 ……… 15
十二指腸管 ……… 188
手動式除細動器 ……… 50
循環管理モニター ……… 83
硝酸銀 ……… 124
消息子 ……… 126
小児ランセット ……… 131
除細動器 ……… 49
シリンジ ……… 141
シリンジポンプ ……… 62
心筋マーカー迅速キット ……… 167
真空管採血 ……… 129
真空採血管 ……… 154
シングルルーメンカテーテル ……… 229
伸縮包帯 ……… 206
迅速検査キット ……… 161, 165
心電図モニター ……… 40

す

スタイレット ……… 36
ステープラ ……… 107
ストッキネット® ……… 220
スピッツ ……… 163
スプリント ……… 215
スプレッダー ……… 220

せ

精密尿量測定用蓄尿バッグ……186
赤血球・血漿用ルート……68
鑷子……86
切離……103
セルジンガー法……72
穿刺針……138
尖刃……96
剪刃……100
セントラルモニター……47

そ

創傷被覆材……117
ソフトシーネ……214
ゾンデ……126

た

耐圧チューブ……62
対極板……122
ダイヤモンド鑷子……88
ダイリュータ……22
ダイレーター……72, 126
ダブルルーメンカテーテル……229
弾機穴……107
短針……127, 134
弾性テープ……211
弾性包帯……206
単相性……55

ち

蓄尿バック……186
注射器……141
注射針……127
中心静脈カテーテル……71
長針……128, 135

直剪刀……100
直腸バルーンカテーテル……182
治療用カテーテル……188

て

低刺激性テープ……210
ディスポーザブル浣腸……201
テープ……209
電気凝固……122
電気メス……97, 122
電動式骨髄針……57

と

動脈圧ライン……79
動脈血採血用シリンジ……148
ドレッシング材……117
トロッカーアスピレーションキット……230
トロッカーカテーテル……229

な

内視鏡……32
ナイロン……113

に

二爪鉤……125
二相性……55
尿検査……170
尿中抗原検出法……172

は

パーマンエアウェイ……26
バイアル型インスリン製剤……225
肺炎球菌尿中抗原検査……172

バイクリル®……114
肺動脈カテーテル……83
ハイドロコロイド……118
バイポーラ式電気メス……97
剥離……103
剥離鉗子……93
剥離剪刀……103
はさみ……100
バッグ・バルブ・マスク……14
鼻カニュラ……17
針……106
パルスオキシメーター……41
半自動式骨髄針……57

ひ

鼻咽頭エアウェイ……27
ビジレオ モニター……83
ピック……74
ビデオ喉頭鏡……37
ヒトインスリン注射液……225
非トンネル型中心静脈カテーテル……71
皮内注射……150
被覆材……117
非留置用カテーテル……174
微量採血管……158
微量シリンジ……150
ピンセット……86

ふ

フェイスマスク……18
副子……214
ブジー……126
不織布テープ……209
普通穴……107

プリセップCVオキシメトリーカテーテル······77
プリックテスト······132
プレフィルド型······224
フロートラック センサー······83

へ

ペアン鉗子······91
閉鎖式吸引カテーテル······176
閉鎖式輸液回路システム······64
ヘガール型持針器······110
ヘキシジン······198
ベッドサイドモニター······47
ヘルニア鉤······125
ベンチュリーマスク······22
扁平鉤······125

ほ

膀胱温モニターカテーテル······187
縫合糸······112
包帯······205
ポータブル血液分析器······169
ポビドンヨード······197
ポリウレタンフィルム······117
ポリウレタンフォーム······119

ま

マギール鉗子······30
マチュー型持針器······110
末梢挿入型中心静脈カテーテル······74
丸針······106

む

無鉤鑷子······87
無傷針······107

め

メイヨー······101
メーヨー······101
滅菌カップ······164
滅菌喀痰採取容器······164
メッツェンバウム······102
綿包帯······205

も

毛細管······158
モニター······40
モノポーラ式電気メス······97

や

薬物スクリーニング······171

ゆ

有鉤鑷子······86
輸液セット······60
輸液フィルター······77

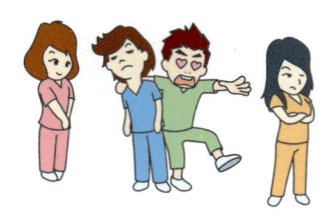

輸液ポンプ······62
輸血用ルート······68

よ

用手式骨髄針······56
腰椎穿刺針······138
翼状針······129

ら

ラリンゲル・チューブ······37
ラリンゲル・マスク······37

り

リザーバー付き鼻カニュラ······20
リザーバー付きマスク······19
留置針······133, 228
留置用カテーテル······180

る

ルアーチップ······141
ルーメン数······73

れ

レジオネラ尿中抗原検査······172

〔編者プロフィール〕

野村　悠（のむら　ゆう）
聖マリアンナ医科大学横浜市西部病院救命救急センター
医療を通して夢ある元気な地域づくりをめざす総合医．自治医科大学卒業，滋賀県唯一の村であった旧朽木村（朽木診療所）などでへき地医療に従事後，救急を学ぶため2011年現職へ．

田中　拓（たなか　たく）
川崎市立多摩病院救急災害医療センター
1994年自治医科大学卒業．高知県で地域医療に従事し，2005年より聖マリアンナ医科大学救急医学．2011年から川崎市立多摩病院という市中病院で，研修医といっしょにいわゆる一，二次救急診療にあたっています．「病院の元気は研修医の元気に比例する」を信条に日々を過ごしています．

箕輪良行（みのわ　よしゆき）
JCHO東京高輪病院総合診療研修顧問
1979年自治医科大学卒業後，三宅島勤務と都内の救急に携わり1988年より総合医養成のため自治医科大学附属大宮医療センター勤務．卒後研修，医師患者関係の研究・教育に携わる．1998年より船橋市立医療センター，2004年より聖マリアンナ医科大学で救急医療標準化とER診療に取り組む．2014年に辞職しJCHO東京高輪病院，みさと健和病院で研修医を教育して現在に至る．

研修医に絶対必要な器具・器械がわかる本。
使い方と使い分けマスターガイド

2015年9月25日　第1刷発行	編集　野村　悠，田中　拓，箕輪良行
	発行人　一戸裕子
	発行所　株式会社　羊　土　社
	〒101-0052
	東京都千代田区神田小川町2-5-1
	TEL　03（5282）1211
	FAX　03（5282）1212
ⓒ YODOSHA CO.,LTD. 2015	E-mail　eigyo@yodosha.co.jp
Printed in Japan	URL　http://www.yodosha.co.jp/
ISBN978-4-7581-1775-3	印刷所　広研印刷株式会社

本書に掲載する著作物の複製権，上映権，譲渡権，公衆送信権（送信可能化権を含む）は（株）羊土社が保有します．本書を無断で複製する行為（コピー，スキャン，デジタルデータ化など）は，著作権法上での限られた例外（「私的使用のための複製」など）を除き禁じられています．研究活動，診療を含み業務上使用する目的で上記の行為を行うことは，私用，病院，企業などにおける内部的な利用であっても，私的使用には該当せず，違法です．また私的使用に該当する場合でも，代行業者等の第三者に依頼して上記の行為を行うことは違法となります．

JCOPY　<（社）出版者著作権管理機構　委託出版物>
本書の無断複写は著作権法上での例外を除き禁じられています．複写される場合は，そのつど事前に，（社）出版者著作権管理機構（TEL 03-3513-6969，FAX 03-3513-6979，e-mail：info@jcopy.or.jp）の許諾を得てください．

プライマリケアと救急を中心とした総合誌

レジデントノート

医療現場での実践に役立つ研修医のための必読誌！

レジデントノート は,
研修医・指導医にもっとも
読まれている研修医のための雑誌です

月刊　毎月1日発行　B5判　定価（本体2,000円＋税）

研修医指導にもご活用ください

特徴

① 医師となって最初に必要となる"基本"や"困ること"をとりあげ, ていねいに解説！
② 画像診断, 手技, 薬の使い方など, すぐに使える内容！日常の疑問を解決できます
③ 先輩の経験や進路選択に役立つ情報も読める！

増刊 レジデントノート

増刊　年6冊発行　B5判　定価（本体4,500円＋税）

月刊レジデントノートの
わかりやすさで, 1つのテーマを
より広く, より深く解説！

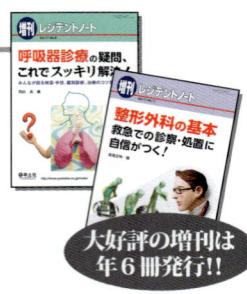

大好評の増刊は年6冊発行!!

年間定期購読料（送料サービス）

- 月刊のみ　12冊
  定価（本体24,000円＋税）
- 月刊＋増刊
  定価（本体51,000円＋税）

レジデントノート ホームページ　URL：http://www.yodosha.co.jp/rnote/

発行　**羊土社** YODOSHA

〒101-0052 東京都千代田区神田小川町2-5-1　TEL 03(5282)1211　FAX 03(5282)1212
E-mail：eigyo@yodosha.co.jp
URL：http://www.yodosha.co.jp/

ご注文は最寄りの書店, または小社営業部まで

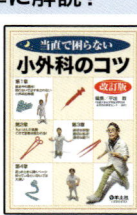

羊土社のおすすめ書籍

外科研修にはこの1冊！周術期に何をすべきかが見えてくる！

研修医のための
外科の周術期管理
ズバリおまかせ！

森田孝夫，東条 尚／編

- 定価（本体 4,200円＋税）
- B5判
- 276頁
- ISBN 978-4-7581-1773-9

1〜2次救急の必須手技をカラー写真で解説！

ビジュアル
救急必須手技
ポケットマニュアル 改訂版

箕輪良行，児玉貴光／編

- 定価（本体 3,900円＋税）
- B6変型判
- 399頁
- ISBN 978-4-7581-1719-7

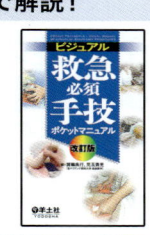

知らないと当直で困る，小外科のコツを丁寧に解説！

当直で困らない
小外科のコツ 改訂版

平出 敦／編

- 定価（本体 4,500円＋税）
- B5判
- 213頁
- ISBN 978-4-7581-0673-3

注射・採血，キズの処置や骨折など，基本手技のコツが満載！

レジデントノート別冊
ズバリ！日常診療の基本講座 3
救急や病棟で必ず役立つ
基本手技

奈良信雄／編

- 定価（本体 3,200円＋税）
- B5判
- 222頁
- ISBN 978-4-7581-1602-2

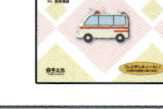

発行 羊土社 YODOSHA

〒101-0052 東京都千代田区神田小川町2-5-1　TEL 03(5282)1211　FAX 03(5282)1212
E-mail：eigyo@yodosha.co.jp
URL：http://www.yodosha.co.jp

ご注文は最寄りの書店，または小社営業部まで

羊土社のおすすめ書籍

研修医に絶対必要な重要事項を説明しています！

研修医になったら必ず読んでください。
診療の基本と必須手技、臨床的思考法からプレゼン術まで

岸本暢将, 岡田正人, 徳田安春／著
- 定価（本体 3,000円＋税） ■ A5判 ■ 253頁
- ISBN 978-4-7581-1748-7

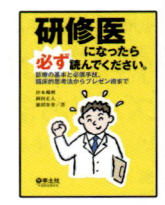

診療でよく出合う基本症候の定義を英語でまるごと習得！

その症候、英語で言えますか？
はじめに覚える335症候とついでに覚える1000の関連語

近藤真治／著　Wayne Malcolm, 飯野 哲／他
- 定価（本体 2,200円＋税） ■ B6判 ■ 159頁
- ISBN 978-4-7581-1760-9

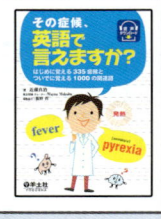

正常と病変，マクロとミクロが比較できる超アトラス！

正常画像と比べてわかる 病理アトラス 改訂版
全身がみえてくる！ 118疾患1000画像

下 正宗, 長嶋洋治／編
- 定価（本体 4,600円＋税） ■ A5判 ■ 342頁
- ISBN 978-4-7581-1772-2

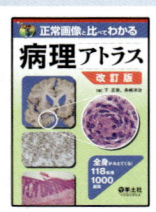

エコー，CTなど救急で必須の知識を解説！

ステップビヨンドレジデントシリーズ
ステップ ビヨンド レジデント 7
救急診療のキホン編 Part2
電解質異常、エコー、CT、乳児診療などにメキメキ強くなる！

林 寛之／著
- 定価（本体 4,300円＋税） ■ B5判 ■ 248頁
- ISBN 978-4-7581-1750-0

発行 **羊土社 YODOSHA**
〒101-0052 東京都千代田区神田小川町2-5-1　TEL 03(5282)1211　FAX 03(5282)1212
E-mail：eigyo@yodosha.co.jp
URL：http://www.yodosha.co.jp/
ご注文は最寄りの書店、または小社営業部まで